朝日新書
Asahi Shinsho 762

老活の愉しみ

心と身体を100歳まで活躍させる

帚木蓬生

JN053359

朝日新聞出版

はじめに——老活とは

随分以前から、「就活」さらには「婚活」が人の口にのぼるようになり、この十数年は「終活」が取沙汰されています。人生の終わりのため、あらかじめ準備活動をするのが「終活」だそうです。何という浅慮でしょう。嘆かわしい限りです。

今や日本の六十五歳以上の高齢者人口は三千万人を超え、人口の四分の一強を占めます。七十五歳以上の後期高齢者はその半分で、全人口の十五パーセントです。

百歳以上の超高齢者は二〇一八年時点で七万人で、八十八パーセントは女性です。百歳以上の日本人は平成の三十年間に二十三倍に増え、この七万人は私の精神科診療所のある福岡県中間市の人口四万一千人より多いのです。中間市の人々が全員百歳である光景を想像するだけで、そのすさまじさに息をのみます。

二〇一九年九月に総務省が発表した人口推計によると、六十五歳以上の高齢者が総人口に占める割合は二十八・四パーセントで世界一です。二位のイタリアが二十三・〇パーセント、三位のポルトガルが二十二・四パーセントですから、断然トップなのです。

今から二十五年後、私が百歳少し手前であの世に行く頃には、六十五歳以上が全人口の四割に達し、七十五歳以上は二割になります。五人にひとりが後期高齢者という恐るべき世界に突入します。その頃、百歳以上の方は、おそらく十万人を超えるでしょう。

現在、医療や福祉、年金に費やされる総額は百兆円を軽く超えています。高齢社会の到来とともに、この経費はどんどん増えていきます。

日本人の平均寿命は、二〇一八年で男性八十一・二五歳、女性八十七・三二歳です。男性は香港、スイスについで世界三位、女性は香港についで二位と威張ってみても、健康寿命はそれぞれ、二〇一六年時点で七十二・一四歳と七十四・七九歳です。男性で九年、女性に至っては十二年間の不健康期間、つまり他人の介護を受けなければならない期間が存在します。

高齢者による国の出費を増大させないためには、この不健康期間こそを、限りなくゼロに近づけなければなりません。

動物は動く物と書きます。人も動物ですから、動き続けるのが本来の生き方です。動かないと、動物も病み、人も病みます。

今現在、国民総金融資産は千八百兆円にものぼります。その六割は、六十歳以上の人たちが所有しています。高齢者の不健康期間が延びれば延びるほど、この資産の一部は医療・福祉に注ぎ込まれるでしょうが、大部分は埋蔵金化するのです。

しかし高齢者が動けば、これらの資金が生きてきます。高齢になっても、何度も自己啓発と再教育に活用できるのです。七十歳現役社会、八十歳定年社会の登場です。そこでは高齢者も有効資源であり、英知と知識を有する人材として、大いに活躍が期待されます。

これこそが、私が提唱する「老活」です。「老活」があれば、高齢でも「就活」があり、「婚活」も可能になるでしょう。まさにバラ色の日本であり、その鍵こそが、老いてなお活動し、生きつくす「老活」なのです。「終活」など、死んだあとで充分です。

本書では、老活を実現するための工夫を、さまざまな角度から論じています。

第一章で超高齢社会と医療費という、日本の将来の根幹にかかわる問題を概観します。

第二章で心にかかる負荷や「老年期うつ」などについて、精神科医からの強力な処方箋を提示します。

第三章から先は、老活を支えるための健康づくりの要点を各方面から見直します。第三章は筋肉、第四章は歯、第五章は睡眠、第六章が脳です。

老活のために食事の大切さは言うまでもありません。これは第七章で具体的に触れます。第八章は、酒の効用ではなく、むしろその害を強調します。第九章はタバコの害です。

第十章では人生を豊かにする笑いについて述べます。

第十一章は痛みと痒《かゆ》みに対する処方箋を提供し、第十二章では、高齢者に多いさまざまな病気について知っておくべき常識を、こまごまと記します。

第十三章は入浴の勧めとともに、高齢者にふさわしい住まいがどんなものかを探ります。

第十四章は、高齢者が支え合っていくために必要な人と人とのつながり、第十五章はたとえ認知症になっても生きつくす知恵と方策を提示します。

これらすべては、後期高齢者になりかけている私自身が現在実行している工夫であり、これからもこうしていきたいという、人生の方針でもあるのです。

そして最後の「おわりに」の項では、人生百歳を高らかに宣言します。

この手引書によって、ひとりでも多くの方々が、今日からでも老活を開始していただければ、本書の目的は達せられたと言えます。

老活の愉しみ

心と身体を１００歳まで活躍させる

目次

第一章　超高齢社会と医療費

救急車の出動件数、刑務所の高齢化

日本人の平均寿命は二〇一六年で男性八十・九八歳、女性八十七・一四歳でした。二〇一七年現在の日本の総人口は、およそ一億二千六百七十万人です。そのうち六十五歳以上の高齢者人口は初めて三千五百万人を突破して、総人口に占める割合は二十七・七パーセントになりました。七十五歳以上の後期高齢者は、およそその半分です。六十五歳以上の高齢者は毎年百万人ずつ増えると見積もられています。

二〇一八年で百歳以上の超高齢者七万人という数字は二十年前の七倍、十年前の二倍であり、今後も毎年三万人増えていくと予想されます。

そして同年に全国の警察に届け出があった行方不明者のうち、認知症が原因だった人は、約一万七千人に達しています。この数は、やや男性に多い傾向があります。

これというのも、超高齢社会に突入するにつれて、当然認知症の人も増えていくからです。六十五歳以上の認知症者は、二〇一二年には四百六十万人を超えました。この認知症者の数も、今後は急増し、二〇二五年には、七百万人になると予測されています。六十五歳以上の高齢者の五人にひとりは認知症になる計算です。

東京オリンピック・パラリンピックが終わって五年後の二〇二五年は、問題の年だと憂慮をもって言われています。団塊世代がすべて七十五歳になる年だからです。そのとき高齢化率は確実に三割を超えます。

こうした超高齢社会になると、さまざまな現象が生じてきます。まずは救急車出動件数です。二〇一七年の総務省消防庁の統計では、搬送人数は五百七十四万人であり、そのうち高齢者が六割近くを占めていました。この占有率は年々増加しているので、将来、救急車は高齢者のために出動するといった事態になると思われます。

刑務所も急速に高齢化しています。高齢者は刑を終えて出所しても、万引きを繰り返したりしてまた戻ってくるからです。各年度に入所する六十五歳以上の高齢受刑者の数は、一九九四年から二〇一三年の間に五倍になっています。七十歳以上の高齢者の検挙罪名は六割が万引きです。今では刑務官が受刑者のおむつ替えをして、介護職も兼ねるという笑えない現実があります。佐賀県の麓と栃木、和歌山など全国で六ヵ所にある女子刑務所では、受刑者の十五パーセントが高齢者です。法務省の発表によると、二〇一七年に刑務所にはいった女性受刑者千八百九十二人のうち、十九・七パーセントが六十五歳以上の高齢者です。特に七十歳以上の女性入所者の増加は著しく、二十年前の十六倍だそうです。しかしこれも、二〇一九年九月十五日現在、総人口に占める六十五歳以上人口が二十八・四パーセントという数字の反映だとも見なせます。

健康寿命を延ばす

高齢者が増えてくると、年を取るのは苦労を背負うばかりだという解釈も成り立ちます。元NHKアナウンサーの鈴木健二さんに言わせると、七十七歳は喜寿ではなく、7×7＝49で「始終苦」だそうです。七十八歳は「七難八苦」、七十九歳は「お亡くなり」、八十歳も傘寿ではなく「惨寿」、八十八歳は米寿ではなく8×8＝64で「六重四苦」、九十歳も卒寿ではなく、そのまま「窮寿」です。これは決して笑い飛ばせる話ではなく、現実味を帯びています。

その大きな理由のひとつは、先述した平均寿命と、健康上の問題で日常生活に支障がない「健康寿命」との大きな差です。男性で九年、女性で十二年の「不健康な期間」があります。しかも、平均寿命は年々延長しているのに対して、健康寿命はわずかしか延びないので、不健康期間は拡大するばかりなのです。癌や糖尿病、認知症その他の病気を抱えての老後ですから、鈴木健二さんの言葉も現実を先取りしていると言えます。

日本の社会保障給付費は、二〇一八年でおよそ百十六兆円です。これは年金や医療、介護、子育てなどを合わせた額です。医療費は約三十八兆円で、その六割を高齢者医療が占めています。私の住む福岡県は、後期高齢者のひとりあたり医療費が全国一です。逆に高齢者の医療費が低いのは新潟県です。

毎年増え続ける医療費の中で、伸び率が高いのが医療用薬品です。その額は十兆円にもおよびます。七十五歳以上の後期高齢者の四人にひとりが、七種類もの薬を処方されているのが現状です。その結果、後期高齢者が使う医療費は、ひとりあたり年間九十万円であり、六十五歳未満の人たちのひとりあたり医療費の五倍になっています。その他にも高齢者のうち八割が病院内で死を迎えるため、これがまた医療費を押し上げる要因になります。

こうした現状を知って、口さがない人たちが、「もう高齢者は救急車を呼ばず、その場で亡くなってくれ」とか、「いい死に方は、畳の上で死ぬか、病院にもかからない、のたれ死に、あるいは孤独死だ」とか、「認知症者が行方不明でそのままになるのは、医療費にとってはいいこと」と言うのは、無理からぬことかなと思われます。

しかしこんな悲惨な事態に突入して行くのは決して放置できません。健康寿命を延ばすべく、立ち上がらなくてはならないのは、私たち高齢者、そして高齢者予備軍なのです。今からでもすぐにできる健康法を次章から述べていきます。転ばぬ先の杖で、どうか奮発して読み進めて下さい。

第二章　精神的不調は身を忙しくして治す

失うものが増える高齢者

高齢になるにつれて、人は得るものよりも失うものが増えていきます。まず職業を失い、友人に先に逝かれ、配偶者も失います。失わずとも、病気になった配偶者からの支えも薄くなります。収入も以前よりは減り、足腰が弱れば出かける場所も減ります。その結果、馴染みの同好会やサークルにも参加できなくなります。昨今で取沙汰されている運転免許証も、返上を余儀なくされるかもしれません。所有している車も、そうなると手放すはめになります。

もちろん一番大切な健康も失っていきます。視力も落ち、耳の聞こえも悪くなり、足腰が弱って歩く速度も落ち、ましてや走るのはもう無理です。記憶力も落ち、最近のこまごましたことは、もう忘れて、思い出そうにも、そのとっかかりさえも摑めません。

それだけならまだいいのでしょうが、家族の助けも失っていくのが普通です。子供たちはそれぞれ別所帯を持って、老いた親の援助どころではないのです。まして遠くに住んでいれば、顔を合わせるのも盆と暮のみになります。隣近所とて、長生きするに従い、隣人が先に逝き、櫛の歯が抜けるように空家だらけになってしまいます。

もちろん収入も減ります。年金を充分に貰っている人など、この世の中には一割もいないのではないでしょうか。老後のために貯えていたわずかな貯金も、少しずつ減っていきます。

こんな状況下では、人が精神的に苦しむようになるのも当然です。私が自分の精神科診療所でみる高齢者の代表的なメンタル不調は、病気不安症とうつ病です。この二つの病への対処法を知っておくと、もう年を取ることにびくびくする必要はありません。病気がまとわりついてきても、払いのけることができます。

まず病気不安症は、かつては心気症と呼ばれていました。簡単に言うと、自分が何か病気にかかっている、あるいはかかりつつあると思い込む病態です。この心理の背景に、自覚しようとしまいと、死の恐怖があるのは確かでしょう。年齢を積むにつれ、死が近づくのは当然ですから、その前に存在する病気を恐れるのです。まだ病気ではないのに、病気に陥っているのではないかと煩悶し、ついには自分は病気だと信じるようになります。それに伴うかくかくしかじかの〝症状〟があるので、それは確信に近くなります。病気を見つけてもらおうとして、医師のもとをたずねますが、検査には異常が見られません。そんなはずはないと、別の医師を訪れても結果は同じです。こうなると苦しみはよけいひどくなり、五ヵ所六ヵ所と病院訪問、いや病院巡礼をしてしまいます。

病気不安症、Aさんの症例

実際の症例をここで呈示してみましょう。

Aさんは八十歳での受診で、主訴は息が詰まる、息がしにくい、鼻の中がいつも気になる、でした。子供二人は独立し、今は妻と二人暮らしで、大手電機メーカーに十六歳から六十九歳まで溶接工として働いたので、年金は充分です。しかし定年後に、狭心症、高血圧、白内障、緑内障、両膝の人工関節置換術、さらには三年前に肺癌の手術を受け、受診一年前には結核も見つかり、抗結核薬を内服中でした。

この病歴を見ると、Aさんが呼吸や鼻を気にするのも、むべなるかなと思います。肺癌の手術後、鼻の詰まりを感じ、何ヵ所かの耳鼻咽喉《いんこう》科を巡るも治らず、呼吸器専門医を受診します。しかし異常なしと言われ、後日肺結核が見つかり、薬を服用するようになって、鼻閉（鼻詰まり）はいよいよ強くなります。何ヵ所かの耳鼻咽喉科で異常はないと言われ、呼吸器科でも薬の副作用ではないと否定され、最後に行った耳鼻咽喉科で、私の診療所を勧められて受診したのです。

実年齢よりは十歳くらい若く見える男性で、認知症などなく、ただ鼻に違和感が強く、他の話はしたがらず、尋常ではない鼻閉へのこだわりがあり、付き添っている妻もお手上げ気味でした。自分でも「奇病です」と述べていました。

十ヵ所近い専門医を受診しても検査に異常は出なかったのだから、これは微細な変化でしかなく、そこに知覚が集中して、わずかな変化が十倍にも感じられているのだと、説明しました。あたかも全身が「鼻閉感知計」になっているのと同じですとも説明しました。そのうえで、他科を受診すればするほど、知覚が鋭敏になるので、ここだけの受診にするように指示しました。

さらになるべく身を忙しくし、鼻詰まりについては、もう妻には言わず、その他の症状も言わず、悟られないようにしたほうがよいと助言します。症状を口にするたび、脳の中に知覚の回路ができて、鼻への知覚がより過敏になるからです。

しかし来院のたび「ひとつもよい方向には向かわぬ」「全然治らんので死にたいくらい」「唾も出るようで出ない。奥にたまっている」と訴えました。実際、鼻水と唾を一日に何十回も出しているようでした。

その一方で、散歩や運動もし、趣味の楽器やカメラもいじっていると話してくれました。あるとき妻のみがこっそり来院して、「本人は不満ばかり先生にぶつけますが、去年の盆と比べても元気になっています。ぐうぐう寝ているのに眠れんと言います」と報告してくれました。それでも本人の弁は、「だんだん悪くなっている。一日何の楽しみもない。何のために生きとるのか分からん。しかし今さら鼻の病院に替わっても、それだけ以前に立ち戻ります。どうかこのままお願いします」と、私には低姿勢でした。

他科はもう受診しないようにと釘をさした私の指示は守られず、初診後既に耳鼻咽喉科を五、六軒回ったと言い、「どこでも異常なしで、自分でもこれは奇病だと思います」と首をかしげました。入浴のたび四十分かけて鼻の洗浄をすると言うので、気がすむまで洗うと、次は必ずひどくなると注意しました。

時折の耳鼻科受診は続いているようで、あるとき、大学病院の耳鼻咽喉科主治医から、

「精査でも鼻閉の原因は見出せません。精神面からと思えますので、貴院での治療をよろしくお願いします」との添書も届きました。

ようやく鼻閉の訴えが少なくなったのは二年ばかり経った頃で、診察時に鼻閉以外の話題にも会話が広まるようになったのです。大手電機メーカーでは、特殊技術を持った工員であり、偏屈者ではあったものの友人も多く、部下からも慕われていたようでした。初診から三年くらいすると、耳鼻咽喉科通いもなくなり、家での鼻洗浄もなくなり、キーボードを弾いて楽しみ出し、診察時の話題も増えました。キーボードでは若い頃、のど自慢大会の伴奏もしたらしく、アコーディオンやクラリネットも独学で覚えたと多少自慢気でした。初診後五年すると、鼻閉はもう訴えなくなり、耳鼻咽喉科通いも全くなくなりました。年齢の割には元気で、歯もすべて自分の歯であり、「何でも食べます」と得意気でした。五年半で治療を終結しました。

B子さんの症例

B子さんは初診時八十一歳で、主訴は、首と肩と大腿がむずむずする、手足がジンジンする、腹部膨満感がある、でした。

二十三歳で結婚し、子供はなく、四十代から二十年間、内科医院で事務員をしていました。夫も六十歳で定年を迎えて二人暮らしです。五年前から高血圧と高脂血症で内科医院にかかり出します。その頃、歯も浮く感じがして歯科に通い、四年前には帯状疱疹《たいじょうほうしん》で悩み、三年前に夫が脳梗塞を起こして、言葉と歩行が不自由になりました。二年前には自分が腹部ヘルニアで開腹手術を受け、この頃から腹部膨満感と手足のジンジン感が生じたのです。一年前になると、首筋がむずむずし出し、背中にも虫が這っている感じがして、皮膚科で塗り薬を貰っても効かず、むずむずは尻や大腿にも広がりました。行きつけの薬局に勧められて、私の診療所を受診したのです。

この方も実年齢よりは若く見える方で、笑顔も見られ、さして深刻な表情ではありませんでした。うつ症状もなく、認知症もなく、注意と知覚が症状に集中している状態でした。まず、この異常な感覚は、表面的な知覚過敏によるもので、その裏に重大な病気が隠されているわけではありませんと、保証しました。B子さんは「ほっとしました。何か悪い病気の兆候かと思いました」と述べました。ここでも私は、症状を人に言わない、見せない、悟られないようにし、身を忙しくするのが、治るコツだと説明したのです。二週間後に受診したとき、睡眠もよくなり、手足のジンジン感もなくなり、腹部膨満感もほとんどなく、ただ右肩と右尻に虫が這っている感があると訴えました。外出はよくするようになったとも言い、四十年やっている茶道も再開したと報告してくれました。

その後も忙しい毎日を送り、友人四人で花見も楽しみ、食事も野菜中心にして便通もよくなったと述べるようになります。市の文化祭や茶会にも和装で参加し、半年すると肩と尻のむずむず感もなくなりました。夫婦で買物に行き、料理も作り、秋の旅行も兄や妹たち五人で楽しんだようでした。年末になると「忙しい毎日で、時間が足りません」と言い、「一年前と比べると夢のような元気さです」と述懐してくれました。一年後の雪の日も十五分歩いて受診する元気さで、この頃では、和服を自分で着て、お茶の稽古に出かけるのが楽しみだと言います。初診後一年半で、治療終結としました。

病気への不安がもたらすもの

この二症例は、高齢者の病気不安症の典型でしょう。高齢の域に達して、いくつかの実際の病気を得たあと、さらなる病気が加わっていないかという危惧が、心の底によどみはじめます。そうすると身体の微細な変化にも、知覚過敏になり、あたかも自分自身が症状検知計と化すのです。ちょっとした変化も見逃さず、拡大解釈して、日常生活が病気探し一色になります。医師にかかるだけでなく、周囲にも訴えて、うんざりさせるのです。

この段階までくると、もはや専門医師の「どうもないです」という診断も、信じられません。どこか見落とされているのではないかと心配し、病院巡りが始まります。生活が一変し、日常生活は病気の恐怖に塗りつぶされ、以前の交友も断ち切られ、趣味もどこかに忘れ去られます。


こうして日常生活が動きのないものになってしまうと、病気への不安はあたかも背後霊のように後ろからとりつき、容易には去りません。これを打破する唯一の手立てが、〝身を忙しくする。暇を作らない〟です。もうひとつ、〝症状を人に言わない、見せない、悟られない〟が加わると、もう病気不安症は消失していくしかありません。

高齢者のうつ病、C子さんの症例

この治療法は、高齢者のうつ病でもよく効きます。

C子さんは初診時七十五歳で、主訴は、家事をしたくない、きつい、食事がおいしくない、将来が不安、気力が出ない、イライラがある、でした。

夫は脊柱管狭窄症《せきちゅうかんきょうさくしょう》で十年前から車椅子生活であり、要介護2です。息子三人は結婚して独立し、夫婦二人暮らしです。二年前から全身倦怠感と食思不振（食欲がないこと）が出て、心療内科に四ヵ月通うも改善がないため、別の医院に転院、そこでも一進一退の状態が続きました。近所の内科医に相談したところ、私の診療所を勧められ、長男同伴で初診したのです。

実年齢よりは若く見える方で、疲労感と苦悩が表情ににじみ出ています。認知症はなく、抑うつの他に自尊心の低下や意欲低下が顕著でした。「治して下さい。何かいい薬はありませんか」と訴え、尋ねるとサプリメントを五種類も服用していました。

介護疲れが抑うつに関与していると考え、①夫のデイサービスを増やし、②本人も介護申請して、家事援助ヘルパーも入れる、③嫁三人も援助の手をさし伸べる、の三点を助言しました。これによって抑うつのほうは二ヵ月後に目立たなくなり、代わりに今度は、「腹の周りのシクシク痛み」が主訴になりました。腹痛の他、熱感や冷感、便秘、発汗、腰痛なども訴えはじめたのです。半年後には、動悸、不眠、尿の出の悪さなど、訴えは多彩になり、さらに「気が変にならないか」「自分の身体がボロボロにならないか」という不安も加わりました。

しかし長男によると、「腹のシクシク、チクチク」は五十年前からあるらしく、チクチクは何千回、何万回聞かせられたか分からないと、傍《そば》から言ってくれました。C子さんの妹も、これは姉さんの〝チクチク病〟と呼んで、以前からあきれていたとのことでした。「被害者は自分たちです」と長男は苦笑しました。

隣合わせの身体症状症

この時点で、もともとC子さんには病気不安症ないし、身体症状症があると診断をし直しました。身体症状症というのは、病気不安症と隣合わせの病気で、症状について持続する不安があり、その不安が症状と比べると深刻すぎるという病態です。これに対する治療も、症状があってもじっと休まず、身を忙しくし、さらに症状を人に言わず、見せず、悟られない、ですから、C子さんにはそれを守るように指示しました。それでも受診のたび、「おしっこが出にくい」「血圧が上がった」と訴え、長男の職場にも訴えの電話をかけていました。通院の合い間にも、私のところに不眠や気分の不調を訴える電話がありました。

しかしきつくてもそれを夫や息子に言わないように指示し、あくまでも症状を他人に言わず、見せず、悟られず、身を忙しくするのが、唯一治る道だと説き続けました。

受診から一年すると、掃除、料理、洗濯に精を出すようになり、お盆に親類が十数人来たときは、得意のばら寿司を作ってやり、みんなから「元気になった。声からして違う」と驚かれました。正月には雑煮とおせちの大半を作り、喜寿を迎えても家事全般、花壇作り、散歩に体操、夫の世話と毎日を忙しく過ごすようになりました。妹と映画を見に行き、何十年かぶりに夫の実家の墓参りもすませます。小さな畑も耕し、太極拳やヨガの体操もして、「この頃は一日がすぐ経ちます」と述べました。症状が大幅に改善したので、受診から四年で終診にしました。

C子さんには、若い頃より身体症状症ないし病気不安症があり、介護うつになったときはうつ病が前面に出て、前からあった症状は影を潜めていました。しかし環境調整によって抑うつが軽快するや、もともとの不安症が頭をもたげてきたのです。これに対する私の治療の眼目は二つでした。ひとつは「身を忙しくすること」、もうひとつは「症状を他人に言わず、見せず、悟られず」でした。

精神的不調に通用する森田療法

これは、精神療法のひとつである森田療法の極意でもあります。そしてこの治療法は、身体症状症や病気不安症のみならず、他のさまざまな精神的不調にも通用します。もちろん重症のうつ病のときは薬物療法が必須ではあるものの、それが薬と休養、環境調整で一段落したあとの軽いうつであれば、充分に奏効するのです。

不安や抑うつがあると、ひとは動きをやめ、何かと考え込み、悩みます。一方で家族を含めた他人に症状をあれこれ訴えがちです。不安解消、抑うつ解消の手立てはないか、あれこれと考え、気分の持ち方を変えようと四苦八苦します。しかし考えてもみて下さい。自分の心というのは、簡単に操作できるものではありません。心を扱おうにも、心には把手もなければ、東西南北、上下左右の方角もないのです。いくら努力しても、物事は動きようがありません。加えて、同じ悩みを堂々巡りで五分以上考えると、脳が「傷み」ます。堂々巡りの蟻地獄にはまってしまうのです。なぜなら人の脳は、他の動物に比べて前頭葉が異常に発達していて、悩み続けると他の認識や知覚にも悪影響を及ぼすからです。これによって悪循環が出来上がります。人以外の動物は、五分間も悩みません。だから動物は、精神的には人間よりも健康なのです。

実際に私たちが操作できるのは、行動です。これなら東にも西にも行けますし、上がったり下がったりもできます。幸い、人の心と身体はつながっていて、これこそ心身一如です。つまり身を扱うことによって、心も動かすことが可能になります。このとき、日々の暮らしの諸事が生きてくるのです。朝起きて顔を洗い、歯磨きをして着替え、朝食を作る。朝食をすましたら食器を洗い、新聞を読み、午前中に買物や掃除と洗濯をすます。昼になれば昼ごはんの用意をして食べ、また後仕舞いをして、隣人としゃべったり、何かの会合に出かけます。そして夕食作りのあとは、ゆっくり夕食を摂り、風呂にはいってテレビを見、読書したり、音楽を聴いたりして床につくのです。この日常生活を淡々とこなすことこそ、治療なのです。

このとき趣味が多ければ多いほど、出かける会合がいくつもあるほど、暇な時間が少なくなります。日常生活が忙しく、いやおうなしに時間が流れて行きます。この間に、心の悩みも何とか整い、薄れていくのです。頭の中で悩み続けるだけでは、屁の突っ張りにもなりません。いくら考えても、物事は動かないのです。これを森田療法の創始者である森田正馬《しょうま》は、「外相整わば内相自ずから整う」と言いました。誠に至言です。

症状を人に言わない、見せない、悟られない

もうひとつの「症状を人に言わない、見せない、悟られない」も、森田療法の重要な治療法です。悩みや症状があると、他人にグチりたくなり、どんなに苦しんでいるか分かっ

てもらいたくなります。これが曲者《くせもの》で、たいていの人がそうしがちです。しかし、他人に症状を口にするたび、脳の中の苦悩の回路が色濃くなります。聞かされた他人からは、こうしたらどうか、ああしたらどうかと、雑多な応答と情報がはいってきて、どれが本当か分からなくなり、悩みは逆に増えます。さらに何度も何度も聞かされた他人は閉口するようになり、最後には「ああまたか」という顔をされます。これで本人の「誰も理解してくれない」という不満が、本来の不安に加わって悩みは倍増します。

症状を他人に見せつけることで、もうこの人は駄目だと思われるようになり、敬遠され、相手にされなくなります。本人の自尊心は打ち砕かれ、やっぱり自分は駄目な人間だと思い込む袋小路にはいってしまうのです。

それよりは「症状を言わず、見せず、悟られず」にいたほうが、周囲からは元気になったと思われ、日常生活もきちんとこなしているので、誉められるようになります。これによって自尊心も復活し、自分もやれるのだという自信がつきます。これこそ一挙両得ならぬ一挙三得四得の心の老活法なのです。

考えてみれば、近代以降の精神史は知性化一辺倒でした。知的なものを重視し、身体をおざなりにして進んで来たと言えます。従って精神や心の問題を拡大して扱う傾向が増える一方で、身体の大切さを置いてきぼりにしてしまいました。精神や心を操作するさまざまな治療法が生まれたのもその結果です。森田療法は、精神や心の問題をいったん棚上げして、身体に働きかけ、間接的に精神と心を整えさせます。知性を肥大化させてあれこれと悩む病態には、大きな効果があります。特に心を操作して変容させるのが困難な高齢者には、最適な治療法なのです。

私はどのように病と向き合ったか

私は六十歳のときに急性骨髄性白血病を得て、半年間のクリーン・ルームでの闘病生活を余儀なくされました。診断された際は動転して頭の中は真白です。というのも、私が医学生の頃に教えられた白血病は、まず不治の病でした。医学がそれ以降進歩しているとはいえ、手強い病気のひとつであるのは確かです。それに入院治療は数ヵ月かかるはずです。せっかく開業したばかりなのに、閉院になるやもしれません。

しかし悩んだところで事態は変わるわけでもありません。さっそく、先輩で精神科病院の院長をしているI先生に連絡をとりました。返事は「任しときなさい。代診の医師は何とかする」で、閉院だけは免れることになりました。あとの治療は主治医に任せ、自分の身の処し方だけ考えればよいのです。そう胆を据えると、あとは楽です。このとき取った態度が「身を忙しくする」でした。それには取りあえず、目の前の急ぎの仕事に手を出せばよいのです。診療所のほうは、代わりの先生方に任せ、結局十八人の先生方に交互に来てもらいました。しかし行政的な書類は任せるわけにはいかず、病室でせっせと書き続けました。

小説の執筆も中断するわけにはいきません。一年に一作を書くという方針は変えたくなかったのです。妻に頼んで、参考資料のファイルを消毒して病室に持ち込み、せっせと書き続けました。病人の境遇は二十四時間暇ですから、書く時間はたっぷりあります。フルタイムの作家とはこういうものなんだと、その楽な一端を体験できたのです。おかげで、いつもより二ヵ月は早く仕上げて、編集者に送ることができました。こうして二〇〇九年に刊行されたのが『水神』（新潮社）です。

早く仕事が片づいたので、次に書く予定にしていた作品に取り組みました。これも参考資料のファイルを家内に持って来てもらい、執筆過程で読み終えるべき英文の書物も持参してもらいました。これまたパートタイム作家でなく、二十四時間作家の気分で、仕事は思いの外早く進みます。読んでは書き、書いては読む、疲れたらひと休みするという判で押したような生活は極楽でした。退院して外来治療に移ったあとは、また元の兼業作家に戻りましたが、その成果である『ソルハ』（あかね書房）は、翌二〇一〇年に出版できたのです。闘病のかたわら、小説の執筆は滞るどころか、意外にもトントン拍子に進んだのには、我ながら驚きました。

かと言って、またあのフルタイムの作家に戻ったほうがいいかと訊かれれば、答えはノーです。二十四時間作家ではあったものの、そのかたわらに闘病があったからこそできたわけで、何も患いのない専業作家など退屈至極でしょう。

あれから十二年、今でも三ヵ月に一度通院をしています。再発の気配もなく、薬も飲んでいません。癌を発症したからといって落ち込まず、思い悩まず、淡々と闘病生活ができたのは、まさしく「身を忙しく」したことの賜物《たまもの》だと思っています。あれこれと憂え続けると、確かに脳が傷みます。傷んだ脳で考えれば、また脳の傷みが進行するので悪循環そのものです。悩む暇があれば、それまで続けていた仕事、こまごまとした日常の雑事をこなしていくほうが、元気の源を活性化できるのです。

身体を動かして、混濁した脳を整える

アルコール依存症やギャンブル障害、末期癌の患者さんが作る自助グループで、最後にみんなで唱和する「平安の祈り」があります。

神様、私にお与えください。変えられないものは受け入れる落ち着きを。変えられるものは変えていく勇気を。そして二つのものを見分ける賢さを。

そうです。末期癌になったところで、それは受け入れるしかありません。しかし人生そのものが末期癌に覆い尽くされるものではありません。〝私〟という人間の一部でしかないのです。あとの残りの大部分で、たくましく、日々の仕事で身を忙しくしたほうが、思い悩んでじっとしているより何倍も有意義でしょう。身体を動かしていれば、複雑な脳の中、混乱した脳も整ってくるものなのです。

それに考えてもみて下さい。「今日は、私に残された人生の最初の日」なのです。あるいは、「今日こそは、私に残された人生で最も若い日」です。そんな大切な一日一日を、あれこれ思い悩んで空費するのは、実にもったいない身の処し方です。思い悩むことがあったら、ともかくも急ぎの目の前の仕事に手を出し続ける。これこそが心を整える強力な処方箋なのです。

第三章　筋肉こそが日本を救う

高齢者とロコモは密接なつながり

二〇〇七年、日本整形外科学会はロコモティブシンドローム（運動器症候群）の概念を提唱しました。運動器の障害によって歩行機能が低下することを意味し、ロコモという略称で今では流布しています。

人は直立二足歩行をします。歩行中の大部分の時間は、片脚のみでの接地になるため、実に不安定な歩行様式です。このため歩行は全身運動になるのです。足首と膝、股関節の曲げ伸ばしと足の蹴り出し、腰の捻《ひね》りから腕の振りまで、時間的・空間的に精密に制御されています。このうちどの要素に異常が生じても、敏速で効率のよい歩行ができなくなり、転びやすくなります。高齢化とロコモは、このように密接なつながりを持っています。

五十歳を過ぎて、自分でロコモの有無が調べられるロコチェックも公表されています。その七項目を次に掲げます。

①片脚立ちで靴下がはけない。
②家の中でつまずいたり、滑ったりする。
③階段を上がるのに手摺りがいる。
④掃除機を使ったり、布団の上げ下ろしができない。
⑤二キロ（一リットルの牛乳パック二個）の買物をして、持ち帰れない。
⑥十五分続けて歩けない。
⑦横断歩道を青信号で渡りきれない。

さらに簡易法として、立ち上がりテストがあります。例えば四十センチの台から片脚または両脚で立ち上がれるかを見ます。四十代から六十代では、半数以上の人が片脚で立つことができます。このとき反動をつけてはいけません。立ち上がったあと、三秒間姿勢を保持できなければ合格とは言えません。合格した人は、台の高さを三十センチ、二十センチ、十センチと低くすると、若さ度が確認できます。ちなみに、片脚で四十センチができなければロコモ度1、両脚で四十センチが不可ならロコモ度2になります。

もうひとつは「2ステップ値」です。気をつけの姿勢から、最大の大股で一歩、二歩と歩き、再び気をつけの姿勢を保ったとき、二歩の長さを合算して、身長で割ります。これが一・三未満ならロコモ度1、一・一未満ならロコモ度2です。

ロコトレの方法

こうしてロコモであることが分かれば、次にしなければならないのがロコモーショントレーニング、略してロコトレです。簡便で安全にできる方法として、①開眼片脚立ち、と②スクワットが推奨されています。

①開眼片脚立ちは実に簡単です。片手で何かにつかまり、軽く片脚を上げます。これを左右一分間ずつ、一日三回行うだけです。

②スクワットは、肩幅より少し広めの足幅で立ち、足先は三十度くらい開きます。お尻は、トイレの便器に坐るときのように低くします。このとき曲げた膝が、つま先より前に出ないようにするのがコツです。そしてゆっくり立ち上がり、またお尻を低くする動作を繰り返すのです。膝は決して曲げ過ぎないようにして、しゃがみ込んではいけません。

このスクワットができないときは、椅子に腰かけて、机に手をついて立ち坐りの動作でも結構です。深呼吸をしながらスクワットを五、六回繰り返し、一日三回するだけで、確実に脚の筋肉がつきます。

足腰を鍛えるのには、よく散歩が第一だと言われます。しかし私自身はこのスクワットこそが最も有効だと感じています。九州大学医学部で外科の教授だったある大先生は、八十歳半ばなのに、まだかくしゃくとして地域の病院の院長をされています。一度会食の機会をいただいた際、そのお元気さに驚きました。私たちが習ったときの現役時代と、全く変わらないのです。あとで、その先生が対談で「毎日千回スクワットをしています」と言われているのを読み、腰を抜かすとともに納得しました。スクワット千回が、健康の秘訣だったのです。

福岡県のリハビリテーションで有名なある病院も、スクワットを重視しています。バレエ教室のような長いバーが壁に沿って取りつけられ、高齢者はそのバーにつかまって一列に並びます。端のほうからひとり十ずつを数えて、スクワットをするのです。十人いれば百回、二十人いれば二百回で終了です。このつかまってのスクワットであれば、転倒の心配はなく、自然にロコトレが可能になります。

考えてみると、昔の人たちは畳の生活でした。一日何十回となく立ち坐りをし、便器にもしゃがんで坐っていました。一日数百回はその繰り返しで、生活の中に、スクワット様の運動が内包されていたと言えます。

私自身のスクワットは、一日百二十回です。そのうち三十回は、左手に四キロ、右手に五キロの鉄亜鈴を持ってやってます。将来は二百回程度に増やそうと考えているところです。

サルコペニア（筋肉量減少）の予防

ロコモと並んで、最近ではサルコペニアという用語も普及してきました。これは日本発ではなく、欧米の老年医学界で、加齢に伴う骨格筋の研究で発展した概念です。ギリシア語で筋肉を表すサルコと、喪失を意味するペニアを組み合わせた言葉です。平たく言えば、進行性で、全身に認められる筋肉量減少と筋力低下です。

サルコペニアの指標として用いられる簡便な方法は、握力と歩行速度です。握力計で測定したとき、男性で二十六キロ未満、女性で十八キロ未満はサルコペニアです。歩行速度も毎秒〇・八m未満はサルコペニアになります。わが国では八十五歳以上の男性の半数がサルコペニアだと見なされています。女性ではこの割合が多少減少します。

このサルコペニアに関する近年の二つの話題は、サルコペニア肥満と医原性サルコペニアです。前者はサルコペニアと肥満が合併する状態をいい、これを知ることで生活習慣病のリスクを減らせます。超音波検査によって、筋肉の部位別のサルコペニアを検出できます。肥満体でも、サルコペニアは容赦なく襲うのです。

もうひとつの医原性サルコペニアは、急性期病院でつくられます。その原因は不適切な栄養と、不必要な安静です。入院になったとしても、できるだけ早期に経口摂取をし、早期に離床してベッドサイドでリハビリを開始して、廃用性筋萎縮（筋肉を使わないことによる衰え）を防がねばなりません。入院を契機に寝たきりになるのは、大半がこの医原性サルコペニアが原因なのです。

サルコペニアの予防、あるいは改善に有用なのは、何よりも運動です。これには主として五種類あります。簡単ですから、今日から誰にでも始められます。

①ハーフスクワット：椅子の背に両手を置いて、腰を半分ほど沈め、また立ちます。この繰り返しです。

②下肢挙上運動：椅子に腰かけて、下肢を左右交互に上げます。

③ステップ運動：同じく椅子に腰かけて、イチニッイチニッと、上肢と下肢でなるべく速く歩くようにステップを踏みます。音楽に合わせて、三〜五分続けるとより効果的です。

④ランジ：突進の真似をする運動です。立った姿勢から片足を踏み出して、ぐっと前かがみになります。少し緩めて元の姿勢に戻り、またぐっと前のめりになるのです。

⑤尻上げ：床に仰向けになり、軽く膝を曲げた状態から、お尻をぐっと持ち上げます。この反復です。これは将来、たとえ寝たきりになっても、おむつ替えが楽なので介護者から感謝されること請け合いです。

これらの運動は、なるべくゆっくり行ったほうが効果が上がります。十回を一セットとして一日三セットすれば、サルコペニアの予防と改善が可能です。明日からでも、やらない手はありません。

もちろん単なるウォーキングも、下肢筋の増強には有効です。一日八千歩が目安です。このウォーキングが習慣化したら、やや早歩き、大股歩き、あるいは足首にアンクルウェイトを巻いて負荷をかけるのもいい方法で、必ずやスーパー高齢者になるはずです。

高齢者は、変形性腰椎症《ようついしょう》や変形性関節症に悩まされます。これに対しては、水中ウォーキングやエアロバイクが有用です。そこまでの活動が無理なときは、次の下肢の筋肉群の訓練が役立ちます。

①ひとつは大腿四頭筋の訓練です。仰向けになって片膝を立て、伸ばした脚の膝下に丸

めたバスタオルを置き、ぐっと下に押しつけます。押し込んだ状態を五〜十秒間保持し、そのあと十秒間休みます。この動きを五〜十回繰り返します。脚を替えて反復します。

②二つめは、同じような姿勢で片脚を三十度上げて十秒間保持し、そのあと十秒間休みます。これを五〜十回繰り返します。脚を替えて反復します。

③三つめは股関節外転筋訓練で、まず横向きに寝ます。片脚を十〜二十度上げて十秒保持したあと、十秒休みます。この繰り返しが五〜十回です。身体の向きを替えて反復します。

私自身は、②と③の運動をするようになって、随分歩行が楽になりました。泥棒でも追いかけられそうです。腰椎症や関節症になったからといって、薬と注射だけでは大きな改善は見込めません。骨や関節を保持している筋肉の強化こそが、痛みの軽減につながるのです。

フレイルの指標

ロコモやサルコペニアに続いて、よく聞かれるようになったのがフレイルです。これは日本老年医学会が二〇一四年に提唱したのが最初です。老化に伴って起こる筋肉の減少や日常の活動量の減弱、認知機能が低下した状態を指します。いわば、日常生活に支援が必要になる「要介護状態」の一歩手前と言えます。この指標となるのは次の五つです。
①体重減少：半年で二～三キロの減少。
②筋力低下：例えばペットボトルの蓋が開けられない。
③易疲労感：疲れやすくなったという実感。
④歩行速度低下：横断歩道を青信号で渡れなくなった。
⑤身体活動性の低下：動くのがおっくう、外出するのもおっくうになった。
このうち三項目以上該当すれば、もうフレイルと言えます。一～二項目の該当であれば、その前段階のプレ・フレイルです。

現在、後期高齢者のうち、七十五歳から七十九歳では十五パーセント、八十歳以上になると三割がこのフレイルになっているのです。

骨格筋が高齢者を救う

ロコモにしろサルコペニアにしろ、フレイルにしろ、鍵を握っているのは筋肉です。もう少し正確に言えば、骨格筋です。この骨格筋こそが高齢者を救い、老活の源になります。

国民総生産（ＧＤＰ：Gross Domestic Product）が、政治経済の分野ではよく取沙汰されます。しかし老活の側面から見れば、国民総筋肉量（ＧＤＭ：Gross Domestic Muscle）こそが重要なのです。

ひとりあたりの筋肉量が百グラム減ると、年間の医療費が男性で二十五万円、女性で三十二万円上昇すると見積もられています。筋肉量が、政治経済の分野にも影響を及ぼすのです。

年間三十万円の医療費上昇と言えば、これは大変な事態です。神戸牛なら百グラム三千円はするでしょう。三十万円ならなんと十キロの神戸牛が買えるのです。ほぼ一年間、二百グラムの肉を一週間に一回食べられる量です。サルコペニアになるくらいなら、高齢者に神戸牛をどんどん食べてもらったほうが、国民医療費としては得策なのです。

歩行速度について言えば、二〇一九年の七十六歳の人の歩行速度は、一九九二年の六十五歳と同じです。それだけ現在の高齢者は、以前の高齢者より元気になったと言えます。なるべく速く歩くのを心がけるのも、老活のひとつです。

声を出す発声器官も、もとはと言えば筋肉によって支えられています。日頃からカラオケで大声を出している高齢者には、滅多なことでは嚥下《えんげ》障害は起こりません。骨格筋を鍛えると、自然に骨も丈夫になります。つまり骨粗鬆《こつそしょうしょう》症にもなりにくいのです。「昔反骨男、今は骨粗鬆症」と言われないように、反骨精神を維持しながら、筋肉の鍛練に努めましょう。これは女性も同じです。実に人は動かないと病気になり、逆に筋肉こそが、少子高齢化の日本の救世主になると言っても過言ではありません。

リハビリによる筋肉強化

筋肉には四つの働きがあります。ひとつはこれまで述べたように、動くための力を出すことです。二つめは体温の保持です。筋肉は収縮によって熱を生み出します。筋肉量が減ると冷え症や肥満、糖尿病につながります。三つめはポンプの働きです。筋肉は伸び縮みすることで、血液を送り出しては取り込む働きをします。エコノミー症候群は、筋肉が動かないため、むくみや血栓ができてしまう病気です。四つめは衝撃吸収です。打撃や衝撃から内臓を保護する役目もします。

つまり筋肉は人体のエンジンであり、ヒーターであり、血液ポンプであり、プロテクターでもあるのです。筋肉が衰えると、この四機能が低下し、人は人としての生活が送れなくなり、病むしかないのです。

筋肉を使う運動は、種々の面で効用があります。その第一は、認知機能の改善です。ウォーキングを三ヵ月間続けるだけで、認知機能に差が出るので、認知症の予防にもなります。この場合、ウォーキングは五、六人の小グループで実施したほうが楽しく、歩きながら俳句を作ったり、すれ違う赤い車の数を数えたりするとより効果的です。つまり、頭を使いながら汗ばむ程度のウォーキングが理想的です。これによって神経栄養因子（神経を養う要素）が出て、神経が新生され、神経細胞死が少なくなり、脳の容量も増えるのです。

第二は抑うつの予防です。継続的な運動習慣があると、抑うつの発生が抑制されます。高齢者でなくても、抑うつ状態が抗うつ薬で改善しないとき、運動がきっかけになって、抑うつを脱する例は数多くあります。運動による脳の活性化でしょう。

第三は糖尿病の改善です。下肢筋量の低下は、糖尿病に対するインスリンの効き目を低下させます。逆に運動して下肢筋量が増えると、治療薬が効きやすくなるのです。

第四は高血圧の予防です。運動によって身体全体の組成が正常化され、代謝がよくなり血管の弾力性がよくなって、血圧も下がるのです。

第五は老廃物の排泄であり、筋肉が第二の肝臓と言われるのもそのためです。

一般に高齢者は、坐っている時間が長いほど、脳や身体の老化が起こりやすくなります。つまり坐位中心の生活習慣が、老化を促進させます。だからこそ高齢者は、一日のうちで立つ時間をできるだけ長くした生活こそが推奨されるのです。

こうやって考えると、筋肉を動かすリハビリは、単なる医療の添え物ではなく、医療の根幹を担っていると言えます。癌患者でも術前から運動をし、術後も翌日は立って歩くほうが回復が早まります。何より、癌と診断されて落ち込んでいた気分が、上向きになります。手術による合併症も少なくなるのです。

リハビリによる筋肉強化で、要介護4で寝たきりだった人も、まずは装具をつけて立って歩くよう促し、先述のスクワットを一日三十回してもらうと、最後は石段も登れるようになるのが実証されています。まさに筋肉のリハビリこそは、老化を防ぐ特効薬であり、超高齢化の道を進む日本を救う最良の方法なのです。

二〇一八年に、世界保健機関（WHO）が、世界各地の住民の運動状況に関する調査結果を発表しました。それによると成人の四人にひとりが運動不足だそうです。日本では、男女とも三割から四割が運動不足で、世界の平均より悪い、ゆゆしき状態にあります。WHOは二〇二五年までに、これを相対的に十パーセント減らす目標を掲げました。日本こそこの目標を先取りしなければなりません。

誠に運動を担っているのは骨と筋肉です。この二つは逆に運動によって補強されます。

運動を怠っていると、骨量と筋肉量が減り、さらに運動しにくくなるという悪循環に陥ってしまいます。

体重には健康度が反映される

筋肉量と骨量を知る手っ取り早い方法は、何と言っても体重です。病気による全身の浮腫は別にして、体重には健康度が如実に反映されます。家に体重計がない高齢者は最初から落第です。数千円で体重計は買えるので、明日にでも購入して毎日測定しましょう。

人は高齢になるに従って身長が低くなります。通常八十歳では若い頃より十センチから十五センチ低くなります。運動不足の場合、背骨が曲がり、これがさらに低くなります。

体重が自然と減りはじめるのは七十歳からです。これには食欲低下も大きく影響し、運動しない高齢者ほど食欲は減ります。体重減少は、全身からの水分の低下と筋肉量の低下を意味します。また当然、結果として栄養失調にも直結します。

食事量を保つためには、次の章で述べる歯と口の健康が大いにものを言います。入歯が合わないと嚙みにくく、口や喉の筋肉が衰えると、飲み込みにくくなります。この声帯を含めた口の筋力を高めるのには、カラオケが役立ちます。カラオケで大口を開け、大声で歌っている人に、ものが飲み込みにくい人はいません。なるべく月に一回は、カラオケで好きな歌を思い切り歌いましょう。

実を言うと、第十二章で詳しく述べますが、これは私も実行している健康法です。吉幾三の「雪國」やクール・ファイブの「中の島ブルース」のような演歌から、韓国語の「釜山港へ帰れ」、英語の「思い出のグリーングラス」、フランス語の「枯葉」を歌って、喉の筋肉と肺活量を大いに鍛えています。

食べ過ぎてメタボリック症候群になりはしないかと悩むのは、六十四歳までです。それ以降は、メタボよりも前述したサルコペニアこそ気にすべきです。六十五歳以上になって、年に四~五キロ体重が減少したときは要注意です。特に七十五歳では危険信号になります。何かの重大な病気が潜んでいる可能性もあるので、検査してもらうべきです。

高齢者の低体重と低栄養のきっかけになるのに、昔ながらの粗食信仰があります。ぜいたくな食事はいけない。腹七、八分がよいという迷信ないし信仰です。七十五歳以上で、かつ要介護以上の高齢者の五割が低栄養状態を示しています。高齢になっての粗食は栄養失調に直結するのです。

最近では、痩せメタボという言い方もあって、脂肪太りを意味します。増やすべきなのは脂肪ではなく、筋肉の原料になる蛋白質なのです。私たちに必要な蛋白質の量は、体重一キロあたり一グラムですから、体重六十キロの人であれば、毎日六十グラムの蛋白質を摂取しなければなりません。蛋白質を大いに摂取し、運動をして筋肉に刺激を与えて大きくし、同時に骨も強くする。これが高齢者にとっての王道です。ゆめゆめ、「昔ゲバ棒を握ったこの手に、今は杖」になってはいけません。

肩こりをうむ僧帽筋の緊張

筋力と運動の密接な関係が、眼に見える形で現れているのが肩こりです。これは高齢者だけでなく、成人の女性の七人にひとり、男性の十一人にひとりが悩まされています。その割合は高齢者ではもっと増えるでしょう。

原因となる筋肉は、僧帽筋を含めた四つの筋肉です。腕は一本で三、四キロの重さですから、首の姿勢が大切になります。ノートパソコンを覗き込んだり、スマホをいじくったりしていると、首と肩の筋肉に大きな負担がかかります。高さの合わない枕も同様です。

こうした姿勢を長く保っていると、正坐のときと同じように、神経が圧迫されてしびれが起こり、血管も圧迫されて筋肉への栄養が阻害され、筋肉が栄養不足に陥ります。骨も頸椎に負担がかかり、椎間板《ついかんばん》が変形して、これがまた神経を圧迫します。頸椎の負担を軽減するには、姿勢をよくし、縮こまった姿勢をストレッチで伸ばす、こまめな運動が欠かせません。

血流のほうは、マッサージや鍼《はり》、カイロ、ぬるめの風呂にゆっくりはいって肩に熱いタオルを置くのも効果的です。

同時に、肩甲骨を緩め、僧帽筋の緊張を解くのも大事です。それには肘をついて作業をするのも一工夫です。とはいえ、肘をついての食事は、見映えが悪く勧められませんが。僧帽筋は、肩を思い切りすくめると緩みます。椅子に坐った姿勢で、両手を大腿に置いて、肩すくめの姿勢を十秒間続けると、僧帽筋がひと息つけます。あるいは背を真直ぐ伸ばして、両手を高々と上げても、僧帽筋が喜びます。

日頃の運動で僧帽筋を鍛えるには、両手にペットボトルを持って、横へ水平の高さまで腕を上げる運動が役立ちます。私は先述したように左に四キロ、右に五キロの鉄亜鈴を持って、毎朝二十回はその運動をします。ついでに両手で五キロの鉄亜鈴を握り、四十回剣道の素振りのような運動もします。そのおかげで肩こりは全くなく、いくら原稿を鉛筆で書いても肩はこりません。肩の筋肉を鍛えるのが、作家も長持ちの秘訣だと言えます。

第四章　この世で大切なのは歯

口腔機能が衰えると、老化はすすむ

私のような者でも、しばしば色紙を頼まれます。大した信条もないので、書きつける言葉は、「人生で大切なのは、は、はは、ははは」です。たいていの人が怪訝な顔をします。そこで「は、はは、ははは」の横に小さく「歯、母、笑い」と書き添えます。

これをいつか患者さんに話したところ、かかりつけの歯科の先生に伝えたらしく、色紙を持参してきました。歯科医の先生から依頼があったというのです。喜んでその通り書きました。今もその歯科医院には、額に入れたその色紙が飾られているはずです。光栄の極みです。ここで言う歯は、もちろん口の中の歯であり、口全体をさします。母は両親とか先祖を含みます。笑いはずばりそのまま、笑いがなければ人生も生きる価値がありません

（第十章でもう一度述べます）。

前章で取り上げた「フレイル」は、口に対しても「オーラル・フレイル」という言い方をします。この用語は二〇一四年、国立長寿医療センターが発表しました。老年医学会による「フレイル」の提唱と同時期です。これは口腔《こうくう》機能の衰えが老化を促進するという考え方に基づいています。

人の口腔機能は二つに大別できます。ひとつは嚙んで飲み込む、咀嚼《そしゃく》と嚥下《えんげ》です。二つめは発語機能です。

まず咀嚼と嚥下が悪くなると、食べられる食品の数が少なくなり、食べてもむせるようになります。食べて「うまい」と感じるどころか、毎日の食事が苦痛になります。一生の楽しみのひとつが奪われてしまうのです。行きつく先は栄養不足であり、実際に介護が必要な高齢者の五割以上が低栄養状態に陥っていると言われています。

もうひとつの発語機能は滑舌《かつぜつ》とも言います。滑らかな発語がないと、日常生活での会話が制限され、外出も少なくなり、社会との接点がなくなっていきます。これに前述の低栄養が加わるのですから、一気に認知機能が衰え、要介護状態に陥るのです。

わが国では日本歯科医師会や厚生省（当時）の音頭取りで、一九八九年に「８０２０」

運動が始まりました。八十歳になっても二十本の歯が残っているように努力しよう、そうすれば生涯自分の歯で食べられるという意味です。それから三十年が経過した今、当初は七パーセントでしかなかった達成率が、五割超になっています。啓蒙運動が見事に奏効したのです。

高齢者の歯周病と虫歯の特徴

ところが現在、新たな問題が生じています。歯周病と虫歯です。高齢者では唾液の分泌が減少します。加齢によって歯茎の低下も起こります。そこに虫歯菌は狙いを定めます。子供の虫歯が歯の咬合《こうごう》面に起こりやすいのに対して、高齢者では根元が標的になります。根元の虫歯にはなかなか気づきません。虫歯が進行して、あるときポキリと根元から折れるのが高齢者の虫歯の特徴です。

健康な口腔を保持するのにはどうしたらいいでしょうか。まず念頭に置かなければならないのは、口の中のバイキンにとって、口腔は天国に等しいということです。三百から七百種類の菌が、よく歯を磨く人で一千億個から二千億個も住んでいます。三十六度の適温に保たれ、餌が多いうえに、酸素は比較的少ないので、嫌気菌が大好きな環境です。高齢者のディープなキスは、このバイキンを交換し合うようなものです。ハグするくらいに留めましょう。

これらのバイキンは、菌塊ともいうべきバイオフィルムを作ります。菌の堆積物の周囲に薄い膜ができ、外部の刺激から身を守るのです。歯垢《しこう》（プラーク）がそうで、うがいで除去できる代物ではありません。歯ブラシでこすり取る他ありません。この歯磨きが容易ではないのです。歯並びも歯の形も人によって異なるので、歯科医師に一度点検してもらう必要があります。要は、歯ブラシを当てる角度を微妙に変えながら、一本一本を丁寧に磨くことです。

私自身はといえば、一日に少なくとも五回は歯磨きをします。起床時と、毎食後、そして就寝前です。おやつを食べたりすると、そのあとも磨くので、これが六、七回に増える日もあります。そのため鞄の中には必ず複数の歯ブラシを入れています。

スーツの内ポケットにも入れたりするので、あるときファンの方からサインを頼まれ、内ポケットからボールペンを取り出そうとして、歯ブラシを出し、赤恥をかいたこともあります。

家で磨くときは、二、三本の歯ブラシを取っ換えひっかえして磨きます。この歯ブラシも買うのは稀で、たいていホテルや旅館に泊まったときのお古や余ったものを持ち帰って使うのです。それぞれ歯先の形や硬さが違うため、磨き残しが少なくなります。

これほど頻回に磨くので、練り歯磨きはほんの微量しか使いません。練り歯磨きには研磨剤がはいっています。磨き過ぎると歯を擦り減らすので逆効果です。私の場合、この練り歯磨きは、いつも家内のお古です。チューブからもう出ないと言って捨てられそうになったのを貰い受け、工夫してほんの少し押し出して使います。ペシャンコになっても、鋏で真ん中で切り離します。上と下にまだかなりの量が残っていて重宝します。このやり方で、妻のお下がりでも、二、三ヵ月は大丈夫です。家内は「みみっちいから、やめて」と言いますが、私にとってはもったいない精神で快楽になっています。

この習慣のおかげで、三十五年来通っている歯科医に年に二回行くたび、誉められます。私の年齢で、これくらいよい歯の状態を保っているのは、二人だけだそうです。もうひとりの人がどんな人か会ってみたい気もします。

上二本の親不知は先天的になく、下の二本は埋没したままなので、出ている歯は全部で二十八本です。そのうち右下奥の一本だけは、三十年前に金冠をかぶせてもらいました。現在の主治医の父君からで、一度も不具合を起こしていません。たぶん死ぬまでもつのではないでしょうか。子孫には、何はなくとも歯だけは残すつもりにしています。

誤嚥性肺炎をふせぐ口腔ケア

冗談は抜きにして、咀嚼と嚥下の機能が衰えるオーラル・フレイルには、次の六つがあります。

①「パ」「タ」や「カ」「ラ」が一秒間に六回以上言えない。
②お茶や汁物でもむせる。
③さきイカやたくあん程度のものを食べるのが難しい。
④食欲がない。
⑤食べこぼしが増えた。
⑥舌や唇を噛むことが増えた。

現在、わが国の死因は、第一位が癌、第二位が心疾患、第三位が老衰、第四位が脳血管疾患、そして第五位が肺炎です。この肺炎死の九十六パーセントは六十五歳以上の高齢者です。死亡に至らなくても、高齢者の肺炎の大部分は誤嚥《ごえん》性肺炎が占めます。九十歳以上に絞ると、何と九十五パーセントが誤嚥性肺炎なのです。

この高齢者の誤嚥性肺炎は、日頃の口腔ケアで減らせることが分かっています。ある老健施設での実験があります。入所者を通常のオーラルケアをするグループと、歯科医師が定期的に口腔チェックをする群に分けて経過を比較したところ、後者で誤嚥性肺炎は四割減り、死亡も二分の一になりました。誠に高齢者にとって、口は災いのもとなのです。

国民病ともいえる歯周病

前にも述べましたが、私は六十歳のとき急性骨髄性白血病を得ました。半年後に退院した際、無事に所定の治療を終えることができたのは、口と尻のおかげだと主治医から言われました。口腔内に歯周病があって汚かったり、尻に痔《じ》があったりすると、強力な化学療法で病巣が悪化して、中断を余儀なくされるからです。

このように歯の健康は高齢者だけでなく、本当は若い頃から念頭に置くべきなのです。四十歳以上の成人では、残っている歯が多いほど医療費が少ないことが判明しています。

世界中を見渡して、最も蔓延している病気が歯周病です。歯周病は歯肉炎と歯周炎に分かれます。歯肉に限定した炎症が歯肉炎で、それが進行して歯と歯茎の間にポケットができ歯槽骨が浸されるのが歯周炎です。日本人の成人の八割が歯周病にかかっていると言われ、うち半分は歯周炎まで至っているそうです。こうなるともう国民病です。

歯周病は感染症ですから、もちろんうつります。他人の唾液が口の中にはいってうつることもあれば、唾液のついた食べ物やお箸、スプーン、フォークによってもうつります。歯周病のあるお母さんが、自分の食べた箸で子供の口に食べ物を入れてやると、そこで感染が起こります。すき焼鍋などを直接自分たちの箸でつついても、感染します。取り箸を使用したほうが、感染予防になるのです。

虫歯菌は、一歳半から三歳の頃に、主として母親の唾液から感染します。ところが歯周病菌になると、感染するのは十七、八歳以降だと報告されていて、この時間差の謎はまだ未解決です。十七、八歳で歯周病菌に感染しても、発症もまた遅延します。歯肉炎から歯周炎への進行が発現するのは、四十歳以降です。飲酒や喫煙の生活習慣があると、発症はそれだけ早くなります。

前に述べたように歯周炎になると、歯と歯茎の間にポケットができます。歯科に行くと、一、一、二、二、三、二という具合に、歯科医師が針をポケットに入れて深さを測定します。一本の歯に対して六ヵ所の深さを測るのですから、有意義な検査法です。一はもちろん一ミリの深さを意味し、四以上が要注意になります。このとき出血の有無も点検されます。この歯周ポケットが深くなると、内面の歯茎は潰瘍《かいよう》になっています。上皮が剝がれた状態で、転んで膝をすりむいた傷と同じです。

歯肉や口腔粘膜を覆っているこの上皮細胞は、重要な役割を担っています。細菌などの感染を防ぐバリアになるとともに、免疫物質や抗菌物質を分泌します。この上皮バリアが壊れると、血液が滲み出し、歯周病菌が増殖しはじめます。歯周病菌にとって、血液に含まれる鉄は必須栄養素だからです。歯磨きしたときの出血は、歯周炎発症の赤信号なのです。

歯垢であるプラークは細菌の塊ですし、その不潔さは大便同様なのです。汚いプラークを大切に持っている人は、大便を口に含んでいるのと同じです。

仮に全部の歯に深さ五ミリの歯周ポケットがあれば、合計九センチ×八センチの潰瘍がある計算になります。そこにいわば大便が押しつけられるのですから、その結果は推して知るべしです。プラーク中の細菌は、潰瘍にむき出しになっている毛細血管に侵入し、全身に運ばれて、さまざまな悪事を働きます。妊婦では低体重児や早産、慢性関節リウマチ、慢性腎疾患、糖尿病、骨粗鬆《こつそしょうしょう》症と、枚挙すれば限りありません。

手術前後の口腔ケア

ですから近年、手術前後つまり周術期の口腔ケアが重要視されるようになっています。入院待ちの間に、口の中をしっかり治療しておくのです。特に化学療法や臓器移植、心臓手術、人工関節置換術などでは、それが重要になります。いくら上手な治療をしても、口の中が大便べったりの状態では、菌血症（血液循環の中に細菌が流出）や心内膜炎（心臓の内側を覆っている膜に病原体が感染）を起こしてしまうのです。

もちろん術後の口腔ケアも大切です。口の中の細菌を減らしておけば、術後の誤嚥性肺炎も起こりにくくなります。

こんな場合、歯や口の中を食器だと考えると、清潔さの重要性が理解できます。汚れた食器でものを食べてもおいしくなく、病気のもとにもなります。食事をしたら食器を洗ってきれいにしておくのは、大ていの家庭での常識でしょう。食べたあと、洗わない食器が台所に山盛りになっている家に招待されても、出された料理に手をつける気分にはなれません。

口の中に分泌される唾液は、口の中を掃除したり、細菌の活動を抑えたりする働きがあります。犬や猫が、身体の傷ついた部分をなめるのも、その効用を本能的に知っているからです。しかし加齢とともに唾液腺は萎縮し、分泌量が減少します。風呂にはいったり、顔を洗ったあとなど、顎《あご》や頬をマッサージしてやると、唾液の分泌が刺激されます。キシリトール入りのガムを嚙んでも、唾液の出がよくなり、虫歯菌の予防にもなります。キシリトール入りのガムは、子供たちのためだけではなく、私たちも大いに嚙みましょう。

歯を守る点ではフッ素も役立ちます。フッ素入りのうがい薬を使うと、細菌を減らすとともに、カルシウムを取り込んで歯自体を硬くします。このとき、フッ素の含有量が多いほど有効です。ドラッグストアで購入する際、薬剤師に尋ねるとすぐ教えてくれます。

現代人は嚙む力が昔と比べて低下しています。一回の食事で嚙む回数は、現代が六百二十回ほどで、昭和初期の半分以下、弥生時代のなんと六分の一です。つまり現代人の嚙むための筋肉の活動量は、減る一方なのです。軟らか系の食品が好まれ、栄養摂取にも手軽な野菜ジュースや、嚙まないでよいサプリメントの錠剤がはびこっています。こうなると加齢とともに嚙む力は加速度的に衰えていきます。それを防止するためにも、歯を丈夫に保ち、大きなサイズのもの、硬い食べ物にも、日頃から挑戦しておくべきでしょう。私は硬いスルメが大好きで、細かく軟らかくなるまで嚙み続けるのを趣味にしています。高価な品ではないのに、大切な助っ人です。

私たちが気をつけなければならないのは、学級崩壊ならぬ口腔崩壊なのです。ゆめゆめ口を病気の入口にしてはいけません。

「あいうべ体操」と「パタカラ体操」

口に関しては、もうひとつ注意事項があります。それは鼻呼吸の大切さです。空気は鼻から吸って、鼻から出すのが基本であり、これでこそ、塵《ちり》やアレルギーの元凶が濾過《ろか》されます。乾いた外気も、適度に加温、加湿されます。呼気中の水分も保持します。鼻毛はそのためにあるのです。

逆に口呼吸をしてしまうと、間違いなくドライマウス（第十二章で詳しく述べます）を起こします。口腔内が乾燥すると、歯垢や歯石の沈着が促進され、歯肉炎が悪化し、微少炎症が惹起されるのです。

口呼吸の原因は舌先が低位になっている低位舌が原因です。舌の先が、上の前歯の一センチほど後ろの硬口蓋に、しっかり触れているのが正常です。舌がこの位置にあれば、鼻呼吸しか起こりません。

低位舌を防ぐために考案されたのが、「あいうべ体操」です。口を大きく開けて、あーいーうーべーと、ゆっくり動かします。最後のべーではもちろん、舌を思い切って口から出します。最近では多くのデイサービスで、食事の前にこの「あいうべ体操」をしているようです。誤嚥防止にもなるからでしょう。ラジオ体操同様に、大いに勧められる口と舌の体操です。

「あいうべ体操」の他に、もうひとつ、「パタカラ体操」があります。これは舌の筋肉トレーニングで、「パパパパパパ」「タタタタタタ」「カカカカカカ」「ララララララ」と、それぞれ一秒間に六回以上発声する体操です。これがひとつでも言えなければ、舌の力が衰えている証拠です。

このように健康のためには歯が大切であり、舌も劣らず大切です。まさに幸福は「口福」からやってきます。

第五章　眠るために生きている人になるな

高齢者の浅い眠りは正常

メンタルクリニックを訪れる高齢者の主訴で、最も多いのは不眠です。みんな口を揃えたかのように、「ぐっすり眠りたいです」「ぐっすり眠れるようにして下さい」と訴えます。

高齢になるに従って眠りが浅く短くなるのは、正常な現象です。人の眠る時間は十五歳前後で八時間、二十五歳で七時間、四十五歳で六時間半、六十五歳で六時間という具合に、短縮するようになっています。二十歳過ぎると、二十年毎に睡眠時間は三十分ずつ減っていくので、八十五歳では五時間半眠ればもう充分だという計算になります。

ところが高齢者の頭の中には、「人の睡眠時間は八時間」という固定観念がしぶとく残っています。ないものねだりですからついつい、毎日睡眠不足を嘆くはめになるのです。

若い頃は勉強をしたり働いたりするので、確かに八時間の睡眠は必要でしょう。高齢者は、若い頃のバタンキューでのぐっすりの眠りの記憶が残っていて、あんな具合になりたいと、ないものねだりをしがちです。高齢者がぐっすり熟眠できるのは、たかだか三時間前後です。あとはウトウトの二、三時間で、必要睡眠時間は充分まかなえているのです。それを理解せずにいるので、常に不眠と寝不足という不満が、日常生活を支配するようになります。

睡眠行動の点検

そこで私は必ず、患者さんの睡眠行動を点検します。まず何時頃床にはいるかを訊くのです。すると、七時にはもう床にはいるという返事が返ってきます。「それなら起床は何時になりますか」と追加質問をします。「朝八時頃でしょうか」と多くの患者さんは答えます。

「えっ、夜の七時から朝の八時まで床にはいっているとすると、十三時間も横になっているではありませんか。夜の七時に寝るのでしたら、朝の一時か二時に起きるべきです。豆腐屋さんと同じです」

「まさか。そんなに早く起きても、何もすることはありません」

「それでしたら、朝の八時に起きるとすれば、真夜中頃に床にはいったほうがいいです」

「しかしそんな夜遅くまで、何をするのですか。私は暇です。暇ですから、夕方になったら床につき、朝は八時か九時、寝不足がひどいときは、十一時まで床の中にいます」

こんなやりとりをしているうちに、私は江戸時代のお百姓さんを思い出し、あの頃とは全く別の不幸が現代の高齢者を襲っているのを痛感します。

江戸時代の百姓は夜なべをし、朝も早く起きて野良仕事に出かけるのが普通でした。そうしないとお上の咎《とが》めがあったのです。床に横たわれる時間は六時間だったのではないでしょうか。そうなるともう熟眠しかありません。

現代の高齢者は暇ですから、一日の半分は床につきやすいのです。まるで眠るために生きているような毎日になっています。

「それならもう永遠の眠りにつくような薬を出しましょうか」

たまりかねて私は言います。

「永遠の眠りはまだ早いです。七、八時間ぐっすり眠れる薬を下さい」

また押問答が始まります。私の頭の中には、「どうせ死んでしまえばずっと眠っていられるのだから、現世では多少不眠でもよかろうに」と、意地悪な考えが湧いてきます。

高齢者に必要な睡眠時間

高齢になるに従って必要な睡眠時間は減少することを、頭に叩き込んでおかなければなりません。寝床に長くはいり過ぎると、当然ずっとは眠れないので、朝起きたとき、熟眠感などありません。その結果、昼寝で補おうとします。これが逆効果で、夜は寝つきが悪くなり、睡眠が不充分になってしまいます。

昼寝をするなら十分か十五分、せいぜい三十分以内のうたた寝が推賞されます。私自身、昼食を終えて十五分か二十分、椅子の背を後ろに倒して寝ます。その際、飛行機の中で使うような首に巻く枕を使います。このような短い昼寝によって、午後の仕事を新たな気分で始められるのです。

十五年前から高校生に昼寝運動を推進しているのが、久留米大学医学部精神科の内村直《なお》尚《ひさ》教授です。睡眠学の大家で、先生の母校で私の母校でもある福岡県の明善高校で、昼寝運動を推進しています。確かに午後の生徒たちの居眠りが減り、学校全体の成績も上がったといいます。

昼寝の前にコーヒーを飲んでおくと、さらによいと内村教授は言います。昼寝が終わる頃にコーヒーのカフェインが効いてきて、頭はさらにはっきりするからです。

全く蛇足ですが、私の自慢はこの内村教授が高校生の頃、短期間ながら家庭教師をしていたことです。同じ村の出身で、お互いの家はさして離れていませんでした。

酒とタバコ

睡眠を妨げるのが酒とタバコです。寝つきをよくするために、寝酒をする人があります。確かに寝つきはよくなるかもしれません。しかし吸収したアルコールの血中濃度が下がったとたん、目が覚めます。それ以後はもう眠れません。アルコールは、実を言うと不眠物質なのです。しかも眠るためのアルコールは、だんだん量が増えていくのが通常です。量が増えると、不眠の他、抑うつ感と気分の上下、高齢者になると高頻度に認知症が生じます。多少の酒をたしなむのなら、夕食とともに味わったほうがよいのです。

もっと詳しくいえば、いわゆる寝酒は、睡眠段階のうちのひとつ、レム睡眠を多くします。寝ているとき、身体の筋肉が弛緩して、眼球だけが動いているのがレム期です。夢はこのとき見ます。ですから悪夢が多くなり、深い睡眠が得られません。睡眠が分断されて、トイレに行く回数が増えます。心臓も興奮するので、眠りには逆効果になります。タバコも脳を覚醒させるので、よい睡眠を台なしにします。夜中に目が覚めて、起き出し、タバコを一服吸えば、もはや眠気はどこかに吹き飛んでしまいます。

寝床でスマートフォンを扱ったりすると、青い光が目にはいって、眠るどころか覚醒が起こります。近い所にテレビを置いて見るのも同様です。

夜間の眠りをよくするものに、朝食があります。朝食によって身体のリズムにスイッチがはいり、夜の睡眠に良好な効果を与えます。逆に朝食抜きは不眠の一要因です。朝食を抜くと、一日の行動自体にメリハリがなくなり、ダラダラと一日を過ごすハメになります。

昼間の運動も、夜の睡眠に好影響を与えます。眠りと目覚めのリズムが明確になるのです。実際に、週五日以上習慣的な運動をしている人を三年間追跡すると、運動習慣がない人よりも確実に夜中の目覚めが減少したことが証明されています。不眠に悩む人は、嘆くより先に、運動に取り組むべきです。

睡眠時間帯を一定にする

私たちの生体は、ほぼ二十五時間のリズムを持っています。この概日リズムを司っている体内時計は、年齢とともに老化していきます。時計細胞が減少するからです。時計細胞が分泌しているのが、睡眠を促進するメラトニンです。メラトニンが分泌されると、体温が下がり、血圧も下がり、呼吸数もゆるやかになって、眠りが誘発されます。

幼い子供が寝る前にむずかったり、元気よく暴れたりするのも、いったん体温や血圧、呼吸数を上げ、その三つが下降しはじめたとき、ストンと寝入るためなのです。これは私の家のペット・セラピー犬の心《しん》くんもよくやります。眠る前にぬいぐるみを持って来て、遊んでくれと言うのです。ぬいぐるみを投げると取って来るので、また投げてやります。これを繰り返したあと、自分の寝床でスヤスヤ眠るのです。

高齢者では大切なメラトニンが減少傾向にあるので、まずは睡眠時間帯を一定にするのが必須事項です。若い頃は、徹夜しても、多少睡眠時間がズレても、よい眠りをすぐに取り戻せます。しかし高齢になると、そう簡単に調整はできません。十一時から六時まで、あるいは十時から五時までと、設定しておくのが賢明です。この場合、寝る時間よりも起きる時刻を一定にすべきです。土曜、日曜日だからと言って、十時から十一時頃まで寝ていると、もうそれで一週間の睡眠リズムが狂ってしまいます。

日毎に睡眠時間を変えるのは、毎日ジェットラグ、時差ぼけを自ら作っているのと同じなのです。つまり社会的ジェットラグです。これは出社や登校など、個人に要請される社会時刻と、個人の睡眠・生体リズムの不一致によって、心身の不調が生じている状態をさします。

平日には睡眠不足、休日で長時間睡眠の寝だめをする人や、シフト勤務をする人に、高頻度に社会的ジェットラグが現れます。週末のわずか二日間の寝だめによって、概日リズムの位相が三十分から四十五分遅れて、平日の前半に起床困難や眠気、集中力低下、食欲減退が起きるのです。

現代人の約七割が一時間以上の社会的ジェットラグ状態にあるというのですから、恐ろしいことです。社会的ジェットラグが大きい人ほど、カフェイン飲料やアルコール摂取が増えています。さらに社会的ジェットラグは肥満に直結し、不妊にも関係しているので、大袈裟に言うと国力を低下させる遠因にもなっているのです。

以上のように寝だめは、時差ぼけの原因です。睡眠はお金と違って、ためられる代物ではありません。二十時間眠ったからといって、その後は二、三時間の眠りでいいというわけにはいかないのです。睡眠はその日限りで日々決算する仕組みになっています。今日借りた睡眠を、明日返済しようとすると、若い頃ならいざ知らず、年取ってからは、毎日日本からヨーロッパ間を往復するのと同じ時差ぼけで、日々を過ごすハメになります。日々社会的ジェットラグ状態なのです。

私自身は、週末も平日も判で捺したように、三時起床の八時就寝です。たまに飲み会があったときは当然寝るのが十時とか十一時になり、起床は五時か六時になります。それは月に一度程度ですから、時差ぼけは生じません。

年を取るに従って、人の生活は朝型化すると言われていて、年寄りの早起きは周知の事実です。この場合、特に顕著なのは男性です。男女差は二時間なので、妻が夫と睡眠時間帯を同じにすると、不眠のもとになります。従って妻は夫より遅れて寝て、遅く起きるほうが生体のリズムにかなっています。

早く起きた亭主は、その時間を利用して朝食作りをするとよいかもしれません。すべてが整ったとき、妻君が起きて来て、一緒に食べればいいわけで、女房孝行にもなります。

また前述した朝食の効用というのも、朝のスイッチオンの他に、夜のメラトニンを増やす効果も持っています。たいていの朝食に含まれているアミノ酸の一種、トリプトファンが、昼間のうちにセロトニンに変わり、さらに夜にはメラトニンに変化してくれるからです。英国では夜眠る前によく、子供に牛乳を飲ませます。これによって夜間のメラトニンが増えて良眠をもたらすからです。昔の人は経験的にそれを知っていたのでしょう。

寝る前のパソコン、スマホは避ける

メラトニンは、脳の中央にある松果体《しょうかたい》から分泌されます。松果体は光によく反応して、光があるとメラトニンの分泌をやめます。従って、寝る前にパソコンやスマートフォンを見ると、せっかく松果体が出すメラトニンを消してしまうのです。特にパソコンやスマートフォンが出す青い光が、メラトニンを止めます。寝床にはいってスマートフォンをいじくったり、スマートフォンでゲームをしたりすると、もういけません。眠りはどこかに吹きとび、頭が冴えてきます。この効果は、コーヒー二杯分に相当します。

小中高校生がゲームに夢中になっていると、昼夜逆転になってしまうのも、これが理由です。肝腎の学校の授業のとき眠ってしまい、成績は下降の一途を辿ります。解決策は、ゲーム時間の制限しかありません。

夜の蛍光灯にも青い光が含まれているので、眠りが妨げられます。常夜灯をつけておくのであれば、小さな白熱電球がお勧めです。ついでに言えば、青い光が少ないのはローソクです。昔の人が使った行灯《あんどん》は、眠りには優しい光でした。

テレビからも青い光が放光されています。寝る前にテレビを見るなら、遠くから見るべきで、寝床にはいって横になり、すぐ傍《そば》に置いたテレビに見入っていると、眠りはなかなか訪れません。夜になったら少なくとも十一時には、テレビやパソコン、スマホをオフにしましょう。

朝の日光を浴びる

最近シカゴの睡眠研究者から、窓のない会社よりも、窓から日が当たる会社に勤めている人のほうが健康で、睡眠時間も長く睡眠の質も高かったという報告が出ました。自然光曝露で内勤すると、睡眠時間が四十六分延びたというのです。報告者は、窓から六〜八メートル以内に机を置くことを推奨しています。

睡眠の質の改善のために、明日からでも実行したいのは、朝の日光を三十分から一時間浴びることです。うつむいた姿では駄目です。目の網膜が光を感じとることが重要だからです。朝起きたら、カーテンを大きく開け、真正面から窓に向かい、光を身体全体に浴びるのです。この習慣だけでも、不眠は改善します。日本に昔からある朝日に手を合わせる習慣は、先人の知恵かもしれません。

実を言えば、昼間に使って消耗した身体の各器官の多くは、睡眠中に修復されます。脳では脳細胞が縮んで老廃物を排出し、皮膚では成長ホルモンによって、昼間に傷ついた箇所が修理されます。筋肉も同様で、裂けた部分が縫い合わされます。骨でも昼間の活動で歪んだ部位が整復されます。そして膵臓《すいぞう》では、インスリンによる糖質の分解が盛んになるのです。

つまり脳と身体を翌日に向けて、万全の態勢に整えてくれるのが睡眠なのです。

ところが、日本人の五人にひとりが睡眠不足に陥っていると考えられています。NHK放送文化研究所によると、大多数（九割）の人が就寝する時間は、一九四一年には十時五十分でした。その後、就寝時間は年々後退し、二〇〇〇年にはついに午前一時になったそうです。

二〇一九年の経済協力開発機構の調査では、日本人の平均睡眠時間は七時間二十二分でした。三十一ヵ国中最短で、よく寝ているフランスに比べると一時間十分も短いのです。

「睡眠負債」が生み出す病気

近年、「睡眠負債」という用語がよく使われるようになりました。長年の睡眠不足が、さまざまな病気を生み出す原因になることを意味します。

第一に挙げられるのが肥満です。睡眠不足が積もり積もると、食欲を抑えるレプチンという物質が減り、逆に食欲亢進物質である空腹ホルモンのグレリンを増加させるのです。その結果、食欲が高まり、肥満に結びつきます。もう一方で、血糖値を下げるインスリンの分泌が不眠で抑制され、糖尿病の原因にもなります。良眠を続ける日常生活が、糖尿病のリスクを下げるのです。

高齢者が恐れているアルツハイマー病のリスクファクターは、肥満と糖尿病、高血圧、うつ病、運動不良です。アルツハイマー病の原因物質は、βアミロイドという毒性物質です。このβアミロイドが主に脳組織外に除去排出されるのは、睡眠時なのです。不眠ではこの物質の除去が減少し、脳にβアミロイドがたまっていきます。肥満と糖尿病、βアミロイドの脳内蓄積という三方面から、睡眠負債はアルツハイマー病の発現に密接に結びつくのです。

さらに睡眠負債がもたらすものには、脳卒中とうつ病もあります。このうち、うつ病はアルツハイマー病の危険因子にもなっているので、睡眠不足によるアルツハイマー病発症の危険度はより高まります。

欧米には国によって夏時間の制度を取り入れています。夏には標準時間を一時間繰り上げる仕組みです。通常それは、日曜日の真夜中に変わります。日本でも東京オリンピックに備えて、夏時間の導入が取沙汰されましたが、どうやら沙汰止みになりました。

米国の調査によると、夏時間の始まった週の月曜日には、普段の月曜日に比べて、心臓病の発生件数が二十四パーセント増加します。車の衝突事故による死者も急増します。これも前夜の睡眠不足の結果だと言えます。

新幹線の運転士が運転中に眠り込んで、駅を通過したり、航空機のパイロットが操縦中に居眠りしはじめ、隣の副操縦士が気づいて、未然に事故を防いだという事例も、マスメディアがよく報告します。一九八九年にアラスカ沖で起き、甚大な環境破壊を招いた巨大タンカーの坐礁事故も、監視員や操舵者の睡眠不足が原因でした。

現代では、工場勤務や医療・介護の分野でシフト制の勤務が増えています。シフト制勤務者は、日中勤務者に比べて、前立腺癌や大腸癌が多いことも報告されています。

睡眠時無呼吸症候群、中枢性睡眠時無呼吸

高齢者にも見られ、特に青年期や中年の勤務者に、高い頻度で見られるのが、睡眠時無呼吸症候群です。有病率はおよそ五パーセントですから、決して珍しい病気ではありません。睡眠中に呼吸が止まり、何度も覚醒するので、慢性の睡眠不足に陥ります。そのため、起床時の頭痛、昼間の耐えがたい眠気、集中力低下、抑うつが起こります。

無呼吸は十秒以上の呼吸停止を意味し、小さい呼吸である低呼吸では止まるのは十秒以下です。こうした無呼吸か低呼吸が、一時間に五〜十四回あれば軽症、十五回から二十九回なら中等症、三十回以上なら重症です。

その無呼吸や低呼吸は、気道の閉鎖によって生じます。肥満の人、顎《あご》が小さい人がなりやすいのです。もちろん飲酒すると、舌の緊張が緩んで出現しやすくなります。通常はこうした無呼吸が終わるたび、呼吸が再開する音がして、大きないびきが始まります。睡眠はこま切れになり、日中も眠たく、仕事中のミスが増えます。交通事故も、普通の人の二、三倍起きやすくなります。浅眠なので、夜間のおしっこも増えて、頻尿になります。高血圧や脳卒中、糖尿病になる率も高まります。良眠しようと思って睡眠薬を服用すると、無呼吸は起こりやすくなるので逆効果です。

治療法は、減量と断酒もしくは節酒です。横向きに寝るのも一工夫です。もちろん耳鼻咽喉《いんこう》科を受診して、下顎を前に出して舌を押し下げるマウスピースを作ってもらうのもいいでしょう。重症者には、鼻から風を入れて気道を確保するマスクもあります。これらの治療で不充分な眠りがなくなり熟眠が増え、朝の目覚めもよくなり、高血圧や脳卒中のリスクが減るのです。

これに対して、気管が閉塞するのではなく、脳の呼吸中枢がうまく働かない中枢性睡眠時無呼吸もあり、これは閉塞性よりも重症です。通常、呼吸が止まると血中の二酸化炭素の濃度が増え、呼吸中枢が刺激されて呼吸が大きくなり、二酸化炭素を排出させます。これを呼吸努力といいます。ところがこの中枢性の場合、呼吸中枢が反応せず、胸郭も動かず、呼吸努力もありません。原因としては心不全や脳卒中、腎不全が考えられています。治療には減塩と禁煙の他、夜間に酸素を与える夜間在宅酸素療法があります。

睡眠を妨げる、むずむず脚症候群

その他に人口の三~四パーセントに生じるむずむず脚症候群も、睡眠を妨げます。寝ていて脚がむずむずして、特に毛布などで脚が温もると強くなります。私の患者さんにも、冬など布団で暖かくしているとむずむずしはじめるので、風呂場に行って冷水シャワーで脚を冷やしてまた寝るという人がいました。しかし眠ろうとしても脚が暖まるとむずむずが出、また起きて冷水、という笑うに笑えない生活になっていました。

この症候群は四十歳以上に多く、男女比は二対三でやや女性優位です。鉄欠乏性貧血や妊娠、腎不全と腎透析（人工透析）、呼吸不全、心不全、パーキンソン病、甲状腺機能低下症などで出現しやすく、もちろん原因が特定できないものもあります。治療にはパーキンソン病の治療薬や抗てんかん薬のクロナゼパムが奏効します。鉄欠乏性貧血があるときは、鉄剤による是正も必要です。

他にも、さして稀《まれ》でないレム睡眠行動障害も不眠の元になります。レム睡眠期に大声で寝言を言ったり、起きて走り出したりする激しい行動が生じます。本人がベッド枠を蹴って怪我したり、横に寝ている人が被害にあったりします。五十歳以上の人の〇・五パーセントの頻度で出現し、治療はやはりクロナゼパムです。この障害は、後にレビー小体型の認知症に移行するという報告もあります。

最近では、睡眠不足が生み出す年間の損失額も算出されるようになりました。損失の項目は、生産性の低下、欠勤、事故、医療過誤などです。二〇一六年の米国のある研究所の調査では、米国では年間、四千百十億ドルで、対ＧＤＰ比で二・二八パーセントです。日本は第二位の千三百八十六億ドル（約十五兆円）です。しかし対ＧＤＰ比でいくと二・九二パーセントで、世界一になります。対GDP比の第三位は英国で、一・八六パーセントの五百億ドル、第四位がドイツの一・五六パーセントの六百億ドルです。日本がいかに睡眠不足大国であるかが、これで分かります。

こうした国民病である睡眠不足文化を、高齢者こそが率先して改めていかなければなりません。

第六章　脳は鍛えないと退化する

本当に正しい脳の鍛え方

ひと昔前から高齢者の脳トレーニングが大流行です。脳トレのためのドリルを毎日怠らない人もいます。

確かに、百四十億個あると言われる私たちの脳細胞は、毎日十万個は死滅しています。こう聞くとぞっとするむきもあるでしょう。しかし冷静に計算してみると、一年で三千六百五十万個、十年で三億六千五百万個、百年でも三十六億五千万個しか減らず、まだ百億個も残っているのです。脳ははじめから余力を充分に残しているので、たとえ四十億個が失われても大勢には影響がありません。大切なのは、その残された百億個の脳細胞を、いかに活用するかなのです。

脳も筋肉と同じで、働かせて使えば活性化します。使わなければ、サルコペニア同様に、脳萎縮がやってきます。

脳トレーニングは、それを見越して、少しでも脳の機能を保持するための刺激です。とはいえ、どうせトレーニングをするなら、幼稚園児や小学生のような訓練ではなく、通常の日常生活でトレーニングをしたらどうでしょうか。使えば使うほど、活性化されて衰えないのが脳です。

それには何よりも、読み書き計算、物作りが最適です。私たちの周囲には、読み物が溢れています。新聞に雑誌、本、インターネットの情報など多彩です。

その場合、何か調べものをすると、必ず読む行為がはいってきます。例えば郷土史研究会や、地元の歴史記念物ガイドのボランティア活動をしていると、自分で図書館に行って、資料になる本を漁らねばなりません。読むだけでは頭に残りにくいので、ノートをとる必要にかられるはずです。書く行為がここで生まれます。

書くのは、手紙を書いたり、日記を書いたり、家計簿の下のメモ欄を使って毎日埋めたりするのもいいでしょう。パソコンで文字を打ち込むよりも、筆記のほうが数倍脳を活性化させます。もちろん忘れた漢字があれば、辞書を引くのです。辞書は、厚い紙の辞典は重くて字が小さ過ぎるのであれば、電子辞書でも構いません。

調べがついたら、みんなの前で発表するのもひとつの手です。郷土の歴史ガイドであれば、メモを見ずにしゃべる必要があります。つまり暗記が欠かせません。暗記力は、若い頃のように一回で覚えるという芸当はできません。何度も何度も、忘れては覚える行為を繰り返さなければなりません。この若い頃の何倍もの努力が、脳を若返らせるのです。

つい最近、小倉金曜会という精神科医の仲間たち九人でキューバを訪問しました。キューバの精神科医療がどうなっているのか知るためです。もちろん観光を兼ねてです。キューバ人女性が英語でガイドをしてくれました。その人の、年や広場の面積、建物の高さなどについての数字の記憶が細かいのには驚嘆しました。若いとはいえ、これこそが脳トレの好例でしょう。高齢者も、史蹟ガイドのボランティアをすると、この種の脳トレは必須になるはずです。

脳の鍛錬には方法がある

精神科医になりたての頃、九大精神科の大先輩で、久留米大学医学部精神科教授だった王丸勇先生の発表を聞いて、腰を抜かさんばかりに驚いたのを今も覚えています。もうその時はずっと前に教授を退官されていたので八十歳を超えておられたはずです。王丸先生は日本における病跡学の創始者でもあり、その道の大家で、そのときの発表は戦国武将たちの病跡についてでした。痛風持ちだったり、躁うつの傾向のある大名がいたり、酒乱の武将がいたりと、漫談というか紙芝居風というか、先生の口から出て来るのは、武将の名前とその家系、生まれた年や死んだ歳など、手元にメモなしで、講談師顔負けの話でした。

その前後にしゃべった若い先生たちは、スライドを使って話すだけでしたから、王丸先生の博覧強記ぶり、暗記ぶりがひと際輝いて感じられたのです。スライドを使っての講義など、誰でもできます。面白くも何ともありません。落語でもピン芸人でも、すべてを頭の中に暗記して、それを引き出して披露するからこそ、面白く、迫力もあり、ライブ感が出るのです。王丸先生の発表がまさしくそうでした。

逆に、ある大きな医学会総会で、会長講演を大ホールで聞いたことがあります。会場を暗くして何枚ものスライドを使い、これから医学が進むべき方向を、下手の演台から訴える内容でした。通常の研究発表と同じです。このくらいの内容なら、頭の中にすべてデータを叩き込んで、演壇の中央に立ち、身ぶり手ぶりを混じえて熱っぽく訴えるべきだと思ったのです。昔の紙芝居でさえ、おじさんは唾を飛ばし飛ばし、顔を真っ赤にして、鞍馬天狗や赤胴鈴之助を語ってくれたのを思い出します。

キューバのガイドや王丸先生のように、読み書きをして暗記し、それを引き出す行為を繰り返してこそ、脳の鍛練になります。演歌の歌詞を書いて暗記し、カラオケではモニターを見ないで歌うのは、その見本です。詩吟も、あの漢文を何度も書いて覚え、文化祭の晴れ舞台で堂々と吟じるのも、立派な脳トレです。

脳年齢と暦年齢の差を広げる

マジックセブンという言葉があります。何でもいいので、ひとつのカテゴリーの事物の名称を七つ、声を出して言ったり、書いたりする脳の鍛練法です。例えば根野菜です。大根・人参・ごぼう・れんこん・蕪《かぶ》・里芋・じゃが芋、葉野菜ならほうれん草・キャベツ・白菜・春菊・みず菜・かつお菜・小松菜です。

海の魚でもいいかもしれません。鯵《あじ》・鯖《さば》・鰯《いわし》・さより・飛魚・鯛《たい》・太刀魚《たちうお》、川魚なら鯉・鮒《ふな》・鮎《あゆ》・鯰《なまず》・鰻《うなぎ》・岩魚《いわな》・はやです。

春の七草なら、芹・なずな・すずな・すずしろ・ごぎょう・はこべ・ほとけのざです。秋の七草なら、萩・尾花・葛・撫子《なでしこ》・藤袴《ふじばかま》・桔梗《ききょう》・女郎花《おみなえし》というように、漢字で覚えるのが容易かもしれません。

高齢になるにつれて、さまざまな節目の呼称も七種以上はあります。還暦・古稀・喜寿・傘寿・米寿・卒寿・白寿・茶寿で八つ、そのあとも珍寿や川寿《せんじゅ》皇寿も言えれば大したものです。頭脳明晰のままの長寿は間違いないでしょう。えっ珍寿や川寿皇寿は何歳ですかだって？　それはご自分で考えて下さい。

七色の虹はどうでしょうか。赤・橙《だいだい》・黄・緑・青・藍《あい》・紫です。

こうして脳を鍛錬していくと脳年齢と暦年齢の差がどんどん広がっていきます。六十五歳の人で十六年の開きが出、七十歳では十八年、八十歳になると何と二十年の違いが出るというのです。暦年齢が六十五歳でも、脳年齢は五十歳の人もあれば、八十歳の人もいるのです。

その好例が葛飾北斎でしょう。あの富岳百景を刊行したのは七十五歳からです。八十歳以降も肉筆画に挑戦し、肉筆画を最も描いたのは何と八十八歳のときでした。九十歳で死去するとき、あと十年下さいと、神仏にねだったといいますから、凄い人です。

一般に、眼を使い、手も使い、何かを表現していくと、脳はいつまでも衰えません。画家や書家、写真家などに、長寿で生き生きしている人が多いのも、そのためでしょう。

脳の若さを保つには、見た目も大いに影響します。デンマークでの研究で、面白い結果が出ています。七十歳以上の百組の一卵性双生児の写真を見比べ、どちらが若く見えるかを判定します。四年後の生存率を見てみると、若く見えたほうが生存率が明らかに高かったのです。

パリを訪問すると、アジアからの観光客を数多く眼にします。高齢者ばかりの団体もその中には大勢います。日本人はすぐ見分けがつきます。おしなべて地味な装いをしているからです。帽子も髪型も服装も、バッグも靴も、判で捺したように灰色か暗褐色で、あたかもドブネズミの集団が移動しているかのようです。そこへいくと、韓国や中国、東南アジアの人たちは、明るく派手な装いをしています。

もちろんパリ在住の高齢者は、本当に色彩豊かな服装で、口紅も真っ赤です。若い人が押す車椅子に乗ったお年寄りでも、きれいに化粧し、羽根飾りの帽子をかぶり、青いスカーフを首に巻いている姿を、パリの公園で見かけたことがあります。年は取っても、脳自体が若い証拠です。

脳の若さと人とのつながり

脳を若く保つには、人とのつながりも大切です。これについては、千葉大学による研究があります。六十五歳以上の人二十万人を追跡した大規模調査です。若さを長く保ち続けている人には、いくつかの特徴がありました。

第一は、所属しているグループが多いほど脳も若いという結果が出ました。三つ以上のグループに所属していると、介護される率が二割も減少しています。

第二は外出の多さです。買物や会合に出かける。友だちや知人とファミリーレストランで、食べてはおしゃべりをする。プールやジム通いをする。芝居やコンサート、花見や紅葉狩りも欠かさない。もちろん温泉旅行にも出かけます。こういう人のほうが、身も心も、つまり脳が若々しく保てています。

第三は、人生に張りがあると、若さが持続します。これは皮肉な例ですが、私の診療所には、長年ひきこもりの子供や、統合失調症、知的障害の子を持つ親御さんが、一緒に来院されます。子供が五十歳にもなると、親は八十歳を超えます。この人たちが若いのです。認知症が始まって来院する高齢者と比べて、歴然としています。「子供がいるので、死ねません」と口を揃えて言われます。聞いていて、私も多少は安心します。親が九十歳を超えて亡くなる頃には、患者さん本人も六十歳を超えて、どこか施設なりグループホームなり、暮らせる場所ができます。他方、訪問看護、デイケアやデイサービスを利用しながら、自宅での単身生活も可能だからです。

人生の張り合いを作るひとつの手立ては、何かの会の世話役をすることです。これが脳の若さを保つ第四の要点です。世話役につくと、十人十色の人たちがいて、まとめていくのに苦労が伴います。一方で、責任感を要求されます。やりっ放しではいけません。この責任と適度なストレスがよいのです。役員になるとなおよく、死亡率が低下します。男性で五パーセント、女性では十七パーセントも減るという結果が出ています。

第五は、趣味の会やスポーツクラブでの活動です。スポーツの種類では、特に武道が若さの維持に役立っていました。筋肉を動かすのももちろんですが、剣道や合気道、弓道を見ても分かる通り、独特の呼吸法があるからだと推測されています。

英国、フィンランドの研究

西欧での研究はどうでしょうか。ユーロ圏からの離脱にどうやって結着をつけるか悩んでいた英国には、幸せ対策という施策があります。これは一万二千人を三十二年間、追跡して調査した研究から生まれました。幸せが長寿と関係しているという結果が出ました。幸せを構成しているのが、次の五項目です。

第一は、前述した「運動」です。運動していると、幸せ感が増します。

第二は「感謝」です。人に感謝して、常日頃からサンキューを心がけている人は、幸せになります。確かに、感謝するたびに、他人から手助けの手が伸びるのが世の習いでしょう。感謝は次の感謝を呼び、逆に感謝しない人には、次からそういう援助は途絶えるからです。

第三がこれも前述した「つながり」です。

第四が、これも前述した「学び」です。何かを学んでいる人は、そこから幸せ感を汲み取っているのかもしれません。反対に多少の不幸せに出会っても、学び続けていれば、立ち直れます。

そして第五が、何と「与える」なのです。他人への施しが幸せを呼ぶと正面切って言われると、なるほどそうだろうなという気がします。与えれば、そのたび感謝されます。感謝されて幸せを感じない人はいないはずです。

この研究で、これは核心を突いているなと思ったのは、「幸せは伝染する」でした。誰かが幸せだと、その周囲にいる人も幸せになっていくのです。

そうなると、みんなに幸せになってもらうために、自分がまず幸せになる必要があります。この考えでいけば、幸せな人がいたら、お近づきになって、少しでも幸せのおこぼれを頂戴するのもいいかもしれません。

かといって、不幸な人に近づくな、では決してありません。このときは「つながり」と「与える」で、その人を少しでも幸せにしてあげればよいのです。そうすると、幸せの連鎖が波紋のように広がっていきます。

そんなことはあるまい、とここで皮肉のひとつでも述べたくなる向きがあるかもしれません。これに関しては、二〇一四年に発表されたフィンランドの研究があります。六十五歳から七十九歳までの二千三百人を追跡したところ、皮肉屋は、そうでない人より認知症になるリスクが三倍に増えるという結果が出ました。

皮肉屋の周囲には人が集まらず、「つながり」もできません。皮肉屋は人に「与える」こともしないでしょう。皮肉屋が人に「感謝」する光景も思い浮かびません。皮肉屋は「運動」の効果も信じないでしょうし、「学び」からもほど遠い気がします。つまり英国の幸せ対策の反対を、身をもって実行しているのが「皮肉屋」です。認知症の危険度が増えるのは、不幸の結果かもしれません。

脳にやっかいなものを選ぶ

脳の健康と訓練について、もう少し深入りしましょう。脳を健康にするためには、脳にやさしいものよりも、やっかいなほうを選ぶのがコツです。ところが現代では、便利なものが周囲に溢れているので、これが脳を阻害します。

例えば、朝から晩までじっと長時間テレビを見ている高齢者がいます。これは前頭葉の働きを低下させるだけです。子供たちの調査でも、パソコンやスマートフォンをいじくっている時間が長いほど、学力が低くなっています。

言葉を調べるのにも、スマホより紙の辞書を使ったほうが、脳が活性化します。やはりそこに能動的な動作が加わるからでしょう。

能力を高めるには、やりやすい仕事を早くパパッと仕上げるのも一方法です。もうひとつ、二つの仕事を同時進行で行う並列作業も有効です。三つ目はワーキング・メモリ（作業記憶）をどんどん使うことです。これは覚えた情報を使いながら同時に処理してゆくことで、そのたびに記憶量も増加していくので一石二鳥です。

脳の栄養素、ビタミンB群

脳は活動するのにブドウ糖を多く消費します。ですから、午前中に何か学ぼうとすると、朝食が絶対欠かせません。脳を使うたびに脳のシナプスの数が増えて、よい脳になります。朝食抜きだと、学力も体力も低くなるという調査結果が、子供たちで出ています。この影響は大人になっても響くのです。学校での落ちこぼれが多く、就職率も悪く、収入も低下しているという、残酷な調査結果が示されています。

かといって主食のみでは駄目で、脳の力を二割下げます。普通のおかずを嚙んで食べるのが一番で、特にビタミンB群が必要です。脳の栄養素は活動のたびに消費されるので、三度三度補う必要があります。その意味で、一日一食や二食は勧められません。

早寝早起きも重要です。夜更しは、脳細胞の発電所でもあるミトコンドリアの能力を低下させるので、避けたほうが賢明です。レム睡眠のとき、脳は覚えたことを復習して、整理し、必要な記憶を固めます。高齢になると必要な睡眠時間は減少するとはいえ、睡眠時間が短過ぎると、記憶に関わる脳の部位である海馬の体積が減ることが分かっていて、高齢者には毒です。

五分間の瞑想が脳に活力を与える

脳を鍛えると言っても、脳の集中力には限度があります。脳はなまけものなのです。これは脳の意思決定能力に限度があるからです。限度を超えると、ヒトは欲望で行動するようになります。

予防としては、意思決定の総量をあまり増やさない、つまり次から次へと意思決定を続けないことです。これには後述する瞑想が有効です。

脳は訓練すればするほど性能がよくなるという事実は、ロンドンのタクシーの運転手の研究からも判明しています。ロンドンのタクシーの運転手は数年間にわたって、市内の地図を覚えなければなりません。それが終わったとき、脳画像で調べると確かに海馬の体積が増えていました。

脳が疲労すると、感情の場である扁桃体を抑制する、前頭前野の働きが弱まります。その結果、扁桃体が脳をハイジャックして、怒りが脳を支配してしまうのです。この結果、副腎皮質ホルモンであるコルチゾルが増えて、脳はいわば戦闘状態になります。最終的には脳の暴走に結びつきます。

これを鎮めるのが瞑想なのです。疲れない健全な脳を生み出すには、次の簡単なわずか五分の瞑想が役立ちます。

まずは身体を整える「調身」です。臍《へそ》の少し下にある丹田に力を入れて、腹を引っ込めます。両肩を上げてゆっくりおろし、目は半眼にします。

次は呼吸を整える「調息」です。三秒かけて息を吸い、二秒とめて、五秒間かけてゆっくり吐き出します。息を吐く時間を長くすると、身体はリラックスします。

最後が心を整える「調心」です。これには「集中瞑想」と「観察瞑想」の二種があります。「集中瞑想」は、意識を呼吸に集中させるだけです。吸う息が冷たく、吐く息が暖かいのを感じれば上々です。この集中が途切れたら、また最初に戻ればいいのです。

もうひとつの「観察瞑想」は、第三者的な斜め上の視点から自分を観察し、頭から足先まで、目と鼻、両耳、口、喉、胸、腹、右と左の手の重さ、左右の足の温もりなどを、自分で実況放送します。

こうした瞑想が、脳に新たな活力を与えます。ぼんやりしているとき、想像力がどんどん膨らむのは、誰でも経験しています。いわゆる脳がアイドリング状態にあるときのほうが、新たなアイデアを思いつきます。誰かとゆっくり歩きながら会話しているときも、はっとした貴重な気づきがあるのは、大方の人が体験しているはずです。

丹田に力を入れると、元気が出ると昔から言われてきました。昔の人は、帯で丹田をきっと締めて腹筋を固めていたので、坐っているときの姿勢も、すっと背骨が伸びていました。現代ではこの習慣がなくなり、椅子に坐っての前傾姿勢が多くなっています。その結果が肩こりや腰痛の増加です。

坐っている時間と心臓病

八千人を二十一年間追跡した調査では、坐っている時間が長い人ほど心臓病が増えています。三十分以上坐ると、脂肪燃焼が止まり、身体に脂肪が蓄積するのです。その意味ではトイレが近いほうがいいのかもしれません。トイレに立つたびに脂肪が燃焼するからです。

先述した瞑想は、感情のコントロールにも役立ちます。怒りのときは、何が大切なのかに焦点を合わせると、感情の裏にあるものが見えてきます。悲しみや喜びのときも同様で、悲しみは和らぎ、喜びはなお一層じっくりと味わうことができます。

それでも怒りにとらわれたとき、最初にとる行為は、息を吐くことです。これで副交感神経系が高まり、戦闘態勢がおさまります。次は、あらゆる考えを停止させ、自分の状態を観察します。握りこぶしを震わせている自分や、目をむいている自分が、明白になります。最後に、じっくり相手の立場を考えます。先方の非にも一分の理があったと理解したときには、もう怒りがなくなっているはずです。反射的な怒りは、必ず自分に不利な結果をもたらします。

こうやって日々、脳を使い、いたわっていけば、いつまでも脳は衰えません。脳は使わにゃ損々なのです。

第七章　食がすべての土台

「まごはやさしいよ」

これまで述べてきた筋肉や歯、脳の活動の大本になるのは、何といっても食事です。テレビの健康番組で、○○が身体によいと強調されると、翌日、その食品は早々とスーパーマーケットで品不足に陥ります。納豆がよい、アボカドがよい、ブロッコリーがよい、とりの胸肉がよいと聞いて、主婦は買物カゴにそれらを入れがちです。

しかしここで考えてみましょう。○○が身体によいからといって、○○ばかり毎日毎日食べられるものではありません。またブロッコリーのみで、すべての栄養素がまかなえるはずもありません。

こうした食品に関する常識を、フード・リテラシーといいます。リテラシーというのは知識や能力、応用力のことです。フード・リテラシーの基本は、バランスのよい食事です。赤ワインに含まれるポリフェノールが身体によいからといって、毎日ボトル一本も飲み続ければ、当然アルコール依存症になります。毎日の食事で大切なのは、それだけそれのみではなく、あれもこれもの考え方です。

患者さんから、どんな食べ物が特によいですかと尋ねられたら、私は「まごはやさしいよ」で覚えて下さいと答えています。まは豆、ごは胡麻、ははわでわかめ、やは野菜、さは魚、しは椎茸、いは芋、よはヨーグルトです。

豆は豆製品であれば何でもよく、豆腐や納豆、豆乳の他、最近はやりのフェイク・ミートつまり、大豆の蛋白質で作った肉でもいいでしょう。私自身は、莢《さや》いんげんや莢エンドウなど、莢ものがあると必ず買います。

胡麻は昔から不老長寿の秘薬と言われています。小粒ながらカルシウムや食物繊維、脂肪や蛋白質を多く含有します。しかし、それだけでは食べられないので、何かに振りかければそれで充分です。この胡麻にはリノール酸が多く含まれ、アレルギー疾患や高血圧、心疾患、癌を予防します。その他、高血圧や癌の予防、疲労回復や老化抑制効果もあり、まさに「開け胡麻」なのです。私の家では、大根葉の糠漬《ぬかづけ》やほうれん草のお浸しには、いつもすり胡麻を振りかけます。

わかめは海草類を代表させて言っているだけで、昆布でもひじきでもいいのです。味噌汁に常にわかめを入れるのも我が家の食習慣です。

野菜に関しては、何の野菜でも構いません。しかしここでも、食の七色を考えておくと便利です。それは赤、黄、緑、紫、茶、白、黒です。赤いのはトマト、黄色は人参にかぼちゃ、緑はそれこそたくさんあって、白菜にキャベツ、ネギにほうれん草、小松菜、水菜、かつお菜、たか菜、ピーマン、おくら、など数えきれません。紫はナスとさつま芋でしょう。茶はごぼうやれんこんがあります。白は大根に山芋でしょうか。そして黒は、やはり胡麻です。

魚は、おそらく日本ほど恵まれている国はないでしょう。寿司屋で出される大きな湯呑みには魚へんの漢字がズラリ書かれています。魚にはDHA（ドコサヘキサエン酸）やEPA（エイコサペンタエン酸）が多く含まれ、虚血性心疾患や動脈硬化の予防になります。

椎茸も、きのこ類なら何でもよく、しめじに木くらげ、平茸、初茸、エリンギ、お金があれば松茸、そして私の好きななめこなど、日本はきのこ類の宝庫です。

芋類は炭水化物の他、食物繊維が多く含まれます。日本人の食物繊維の摂取目標は二十グラムですが、現在その六、七割しか摂れていないのが現状です。

最後のヨーグルトには、腸内の善玉菌になるプロバイオティクスが含まれています。ヨーグルトを食べると、うつ病になりにくいという調査結果もあります。

世界中で注目の地中海料理

数年前から、世界中でよい食べ物の見本とされているのが、地中海料理です。特に認知症になりにくい食事と言われています。私は医師になりたての頃、マルセイユの病院に一年間留学していたので、なるほどなと昔を思い出しては納得します。病棟勤務をしていて、腰を抜かさんばかりに驚いたのは、入院している患者さんに、知人が容器一杯のムール貝を持参してきたときです。調理したのを買ってきたのか、自分でバターいためをしてきたのかは不明でしたが、ともかく小さな鍋一杯ほどのムール貝がありました。患者さんは身体の病気で入院しているのではなく、うつ病だったので、何か好物をと考えての見舞いの品だったのでしょう。その中年の男性患者は喜んで、さっそく見舞客の前で食べ始めました。ムール貝を二つに割り、空のほうの貝殻をスプーン代わりにして、もう一方の貝殻の中の身をすくって口に入れます。そして足元のゴミ箱に貝殻を捨て、あっという間にたいらげてしまったのです。

見とれている私に、「ドクター、ひとつどうですか」と勧められはしたものの、遠慮して部屋を退出しました。日本でならさしずめ、さざえの壺焼きを見舞いに持って来るようなものでしょう。

魚介専門のレストランで、フルュイ・ド・メール（海の果物）の一皿を注文すると、氷を敷いた大皿の上に、開いたムール貝や牡蠣《かき》が美しく並べられた一品が運ばれて来ます。もちろん牡蠣のみの注文も可能で、六個か十二個単位で頼みます。レモンを搾ってかけるのが普通です。

留学から十数年後、うつ病学会でモナコのモンテカルロを訪れたとき、ある先生が、一人で二ダースの牡蠣を注文して、あっという間にたいらげました。小ぶりな牡蠣だったのでいけると思ったのでしょう。その夜から腹を下してどうにもならず、翌日二日酔よろしく牡蠣あたりで、一日中ベッドの中でした。どんなに清潔に調理されていても、ひとりで食べるのは、やはり一ダースくらいが適量でしょう。

もう少し郊外の田舎に行くと、農家の軒先に干し柿のようにきれいにぶら下がっているのが、にんにくでした。そして痩せた砂地の台地に植えられているのが、オリーブの木です。よくぞこんな荒地に適する、実のなる木を見つけたなと感心させられます。

そしてまた、土壌がそれより少しましな傾斜地に、あたかも茶畑のように整然と植わっているのが、ぶどうの木です。日本のように棚栽培ではなく、せいぜい胸元くらいの樹高に抑えられています。

野菜と果物、魚介類、オリーブ、にんにく、ワイン

地中海料理というのは、そういう地元の産物を最大限に生かした、いわば地産地消の料理なのです。

まずは野菜、二つ目は果物です。果物は北アフリカから運ばれて来るので、ありとあらゆる種類の色とりどりの果物が、マルシェには美しく積まれています。

私の恩師であるピエール・ムーラン教授から、アルル近郊にある別荘に招かれたことがあります。門をはいって五百メートルばかり進んだ所に母屋があり、周囲はすべて西洋すももの果樹園でした。管理は、近くの農家の人に頼んでいると聞かされました。お土産にすももを木箱いっぱいに貰って帰り、食べるのにひと苦労したのを思い出します。

三つ目は、魚介類です。マルセイユの旧港には、毎朝漁師の船が着き、岸壁に並べた台

の上で、魚が販売されます。鰯など日本よりはずっと安く、郊外に住んでいた美術学校に留学している日本人の家で、バーベキューよろしく大量の鰯を塩焼きして食べたのも懐しい思い出です。とれたてなので、そのおいしさは格別でした。

マルセイユ名物の魚介料理と言えば、何といってもブイヤベースです。ブイというのは煮る（ブイール）ことであり、アベースは下げる（アベッセ）、合わせて「弱火でコトコト煮る」ことを意味する一種の鍋料理です。雑魚《ざこ》をトマトと一緒に大鍋で煮て、にんにくや月桂樹の葉で香料をきかせ、サフランで色つけをします。魚はもちろん食べますが、大切なのはそのスープで、パンをひたして食べていると、いかにもマルセイユに来たなという感慨が湧きます。

とはいえ、旧港近くの観光客相手のレストランで出されるブイヤベースは、値が張る割にはおいしくありません。地元の人が行く小さなレストランを選ぶべきでしょう。かと言って、これはもともと漁師が、余った雑魚をごった煮にした料理ですから、フランス人の家に招待されたときには、ほぼテーブルに出て来ません。

地中海料理の四つ目がオリーブ、五つ目がにんにくです。南仏では、日本のようなマヨネーズはあまり使われず、たいていはにんにくと卵、オリーブ油を混ぜたアイオリで、これをつけて生野菜でもパンでも食べます。

六つ目がワインです。南フランス人はワインでアルコール依存になる人は少なく、そういう本物の酒好きは、パスティスという強いアルコールを飲みます。テーブルで酔うなんていうのは、不作法の極みですから、あくまで適量です。

でも地中海料理の本質は、いつもワイワイガヤガヤ、おしゃべりしながらゆっくり食べるという習慣でしょう。いわば五感で楽しむ感食と楽食なのです。

マルセイユ留学中、フランス人に剣道を教えていたので、稽古が終わったら近くの酒場でいつも、オリーブの実の漬物を肴《さかな》にして、会話が弾んでいました。飲みものは赤い色をした〝トマト〟、すなわちパスティスをざくろジュースで割ったアルコール飲料でした。これで会話が夜更けまで続いたのです。

留学から四十年近く経った二〇一七年にもマルセイユを再訪しました。今度は精神科医の勉強会である小倉金曜会の友人たちが一緒でした。現地の昔の剣道仲間のうちのひとりは、七段になっていました。そんな仲間たちを招いて夕食を一緒にしたのが、海辺にある魚料理のレストランです。飲めや食えやで、気がつくと三時間以上経っていました。地中海料理は、日本のように早食いではないのです。

地中海料理の追跡調査報告

地中海料理のよさについては、五十一歳以上の七千五百人を追跡調査した報告があります。普通の西洋料理を食べている人に比べて、地中海食の人は脳・心臓疾患にかかる率が三割も低くなっていました。

地中海料理の中で、ワインがいいと言われているのは、そこに動脈硬化を防ぐポリフェノールが多く含まれているからです。これについてはコペンハーゲン在住の一万人を調べた研究があります。普段からビールを飲むか、ワインを飲むか、それともウィスキーを飲むかの三群で見てみると、十一年後の死亡率が最も低かったのはワイン党でした。

しかしこのコペンハーゲンでの研究にはその続きがあり、どんな食物を買ったかを、何と三万件のレシートで分析したのです。するとワイン党の人は、野菜や果物、植物性のオイルを多く買っていました。これらはすべて心筋梗塞を予防する効果があります。これに対してビール党の人は、ソーセージやマーガリン、ハンバーグ、豚肉を多量に購入していたのです。これらはみんな心筋梗塞に結びつきやすい食品です。つまりワインそのものの効果に、それに付随する食物の選択も影響していたのです。

そもそも野菜は健康寿命を延ばすのに直結します。そこに含まれるカリウムや食物繊維の抗酸化作用を有しているからで、一日三百五十グラム以上の野菜摂取がいいとされています。確かに、野菜を多く摂っている人の死亡率は低下します。一般に何でも摂り過ぎは要注意とされていますが、野菜の食べ過ぎはありません。

調理する際は加熱時間をなるべく短くして、茹で汁も飲み、繊維を含んでいる皮ごと食べるのが理想的です。

主食である米や麦ではどうでしょうか。これについても、なるべく玄米、ドイツのパンのように重たいパンがよいとされています。この精製されない主食、つまり全粒を毎日六十五グラム食べると、循環器系の病気で二割、癌で一割、糖尿病で三割罹患率が低くなるとされています。

玄米にはビタミンB_1、カリウムやマグネシウムなどのミネラル、鉄、繊維成分が多く含まれています。この繊維成分が糖の吸収を抑えて、糖尿病予防効果を持っているのです。

これについてもなるほどと思わされる調査があり、全粒を食べる人は、そうでない人に比べて、果物や野菜、魚を多く摂っていました。

果物はどうでしょうか。果物の摂り過ぎは糖尿病に悪いのではないかと、考えられがちです。これには、糖尿病の患者さん六十人を二群に分けて調べた実験があります。A群は毎日三百三十五グラム、B群は百三十五グラムの果物を毎日食べます。三ヵ月後にヘモグロビンA1cの値を測ると、A群では〇・五パーセント、B群では〇・三パーセント下がっていました。ですから糖尿病の人でも果物は大いに食べてよいのです。

それだけでなく、一日二百五十グラムの果物を食べていると、糖尿病になる危険度も低くなります。日本人の果物摂取量は百十グラムですから、今の倍食べてもよい計算になります。

最近では果物ジュースを飲む人が増えています。しかし果物ジュースでは、糖尿病の予防効果はなく、却って糖尿病を悪くするという研究が米国で出ています。ごっくんと胃の中に流し込むより、皮を剝いて口の中で嚙む行為に意義があるのかもしれません。

野菜とおかず、御飯——食べる順序

食べる順序についても、今では関心が集まっています。野菜とおかず、御飯をどの順番で食べたら、食後の血糖値が上がらないのか、これまた実験があります。A群は野菜→おかず→御飯、B群は逆の御飯→おかず→野菜の順で食べさせたところ、A群のほうが血糖値は上がりませんでした。

実際に百人の糖尿病患者に、A群は野菜↓おかず↓御飯で食べさせ、B群はカロリー制限のみをして、二年間追跡調査しました。三ヵ月後は同じでしたが、六ヵ月、九ヵ月、一年、二年後といずれも、A群のほうが血糖値はより低くなっていました。

このように、長期的に見ても、野菜を先に食べたほうがよく、前菜の効果と言えます。特に緑黄野菜は二十回以上噛むので、これも影響していると考えられます。日本ではいろんな料理を少しずつ食べるいわゆる三角食べが普通です。種々の食べ物を口の中で一緒にして口内調味をしています。これが健康にも好影響しています。

野菜が大量に摂れないという方には、野菜スープや味噌汁がお勧めです。このとき赤黄緑紫茶白黒という七色で覚えておくと便利です。

第一の赤はトマトです。「トマトが赤くなると医者が青くなる」と言われているほど、トマトは健康食品です。抗酸化作用のあるリコピンが多く含まれています。

第二は人参やカボチャのスープです。この二つにはビタミンAやEに変化するカロチンが含まれています。αカロチンは抗癌作用が強く、βカロチンは抗酸化作用が強くあります。大腸癌を手術したある男の患者さんが、こっそり私に教えてくれたことがあります。

再発予防のために、何と毎日人参を一本食べて完治させたそうです。この方はスープではなく人参おろしで摂取していました。

第三は緑で、ピーマン、キャベツ、ほうれん草があります。いずれもミネラルやビタミンを多く含みます。森のバターと言われるアボカドやセロリ、青ジソと一緒にミキサーにかけ、豆乳や蜂蜜を加えて適当に味つけすると最上のスープが出来上がります。

第四は紫で、ナスです。ナスには抗炎症作用のあるナスニンが含まれています。紫芋も動脈硬化を予防し抗酸化作用のあるアントシアニンを多く含んでいます。

第五は茶で、ごぼう、舞茸、椎茸があります。

第六の白は、じゃがいもやカリフラワー、大根です。いずれも低カロリーでビタミンKを含んでいます。

最後の第七が黒で、黒胡麻と黒豆です。

鉄やカルシウム、カリウム、リンなどミネラルも、健康には不可欠です。その中で見落とされがちなのがマグネシウムです。マグネシウムこそ抗老化ミネラルで、骨や歯に弾力性を持たせ、神経を整え、筋肉をほぐすのです。インスリンの分泌も促進するので、糖尿病の予防効果もあります。これが含まれているのが、大麦や雑穀、そば、バナナ、海苔、ひじき、豆、豆腐、胡麻、わかめ、納豆、とうもろこし、胡桃《くるみ》などで、マグネシウムは一日に三百ミリグラム摂取する必要があります。これによって糖尿病も高血圧も改善することが分かっています。

健康のための薬品に代わる食品

最近、米国のある公立病院がゲイジンガー・プログラムという、健康のための薬品に代わる四つの食品を推奨しました。

第一は青魚で、オメガ3という脂肪酸を含んでいるため、血圧を下げ、動脈硬化を防ぎます。第二はブルーベリーです。抗癌作用を持つ抗酸化物を含み、腫瘍《しゅよう》が増殖するのを防止します。第三がブロッコリーで、グルコシノレイトを含んでいるため、乳癌の成長を抑止します。私自身はこの安価なブロッコリーを必ず週一回は買います。第四は豆類です。蛋白質や繊維、ビタミン類を多く含んでいるので、筋肉量を増やし、コレステロール値を下げ、発癌リスクを低下させます。

心当たりの方は、薬代わりに以上の食品を心がけて摂取したらどうでしょうか。

二〇一七年のノーベル生理学医学賞は、体内時計の研究者に贈られました。同じものを朝に食べるか、夕方に食べるかで効果は違ってくるのです。

体内時計には、脳にある中枢時計と、臓器にある子時計つまり末梢時計の二種が存在します。中枢時計は朝の光でリセットされ、末梢時計は、朝食と運動でリセットされます。これによって、二つの時計の歩調が合い、すべての細胞にある時計遺伝子が活性化されるのです。朝の散歩と朝食が大切なのはこのためです。通常、朝食で摂るパンや御飯などの炭水化物によって、身体は「朝！」と認識して体内時計をリセットします。

朝食は脂肪を摂るよりも、御飯に納豆、味噌汁、魚、あるいはパンに牛乳、目玉焼、コーヒーが理想的です。夕食は牛乳や小魚、納豆もカルシウムを含んでいるので、骨作りに最適です。朝食抜き、昼少々、夜のドカ食いは、肥満、生理不順、学業低下の原因になります。

私自身は、朝六時頃、鉄亜鈴を使って筋肉運動とストレッチをしてから、愛犬と一緒に散歩に出ます。朝食は妻の分も自分で作り、内容は三百六十五日全く変わりません。刻んだバナナとリンゴにブルーベリージャムと自家製ヨーグルトをかけたものが一皿、刻んだトマトとタマネギのスライスにドレッシングをかけたのが一皿、もうひとつが大根おろしと人参おろしに、ちりめんじゃこをまぶしたものが一皿です。これにわかめとしめじに豆腐を入れ、小ねぎを加えた味噌汁がつきます。パンはフランスパンが主でフランス直輸入のチーズとジャムを重ねます。そしてもうひとつ、蜂蜜入りのミルクココアをたっぷりの量、用意します。これをかれこれ二十年近く、馬鹿のひとつ覚えで続けているのに、全く飽きがこないのですから不思議です。

第八章　酒は百薬の長にあらず

クリニックでチェックする飲酒歴

私のクリニックでは、問診のときに必ず飲酒歴を詳しく訊くようにしています。アルコールが心身の健康に直接響いてくるからです。アルコールが何らかの悪さをしているなと分かれば、次の十五項目をさらに詳しく訊きます。

①毎日飲んでいますか。
②飲み出すと一杯が二杯、二杯が三杯と増えませんか。
③まだ日の高いうちから飲むことがありませんか。
④飲まないと眠れませんか。
⑤夜中の迎え酒はありませんか。

⑥飲んでしたことを覚えていないブラックアウトはありませんか。
⑦飲まないとき、手が震えたことはないですか。
⑧二日酔いで仕事を休んだことはないですか。
⑨肝機能が悪いと言われたことはないですか。
⑩飲んでからの大声や喧嘩はないですか。
⑪飲んでからの交通事故はないですか。
⑫ひとり酒ですか。
⑬つまみをとらないカラ酒ですか。
⑭他の人から「酒を控えたら」と言われませんでしたか。
⑮自分でも「酒はやめたほうがいい」と思いませんでしたか。

この十五項目のうち、ひとつでも二つでも当てはまれば、もうアルコール乱用です。厳しいと感じる向きがあるやもしれん。しかしこれを放置しておけば、早晩三つ、四つ、あるいは五つ妥当するようになります。そして六項目以上○がつけば立派なアルコール依存症です。

十五項目のうち、あてはまる項目があると、その最初は何歳のときだったかも合わせて訊きます。これによって、若いときからアルコール乱用もしくは依存が始まっていたかどうかも、明らかになります。

次に、一日の酒量を細かく訊きます。飲むアルコールの種類によって、純アルコールつまりエタノールの量が異なるからです。五パーセントビール五百ｃｃであれば、三十五グラムになります。二十五パーセントの焼酎《しょうちゅう》一合なら四十五グラム、十二パーセントの清酒一合ならおよそ二十二グラムになります。最近流行しているサワー系のアルコール飲料は、度数が高くなり、九パーセントです。三百五十ｃｃのひと缶で、エタノール量は三十グラムを超えます。

人の脳がエタノールに耐えられる量は二十グラムとされているので、超過した分は脳と身体、精神を害する毒水になってしまうのです。

四つの重大な精神的作用

この毒水が多過ぎると、次の四つの重大な精神的作用をもたらします。ひとつは不眠です。アルコールによって確かに寝つきはよいかもしれません。しかし血中のエタノールが代謝されて血中濃度が下がったとたん、目が覚めてそのあとは絶対に眠れません。夜中に迎え酒をしたくなるのはそういうときで、依存か重症化した証拠になります。しかもこの種の睡眠障害は、断酒後も続くのが普通です。脳内の睡眠装置が、長年のアルコール摂取によって破壊されたのだと推測されます。実際、アルコール病棟に入院している患者のほぼ全員が、睡眠薬を必要としています。

第二は、気分の上下が起こります。一日のうちでも気分がころころ変わるので、困るのは家族です。明日は休日だから、みんなでどこかに出かけようと言っていたのに、当日になると突然気が変わり、中止になるので、子供たちはがっかりです。

第三はうつ気分です。エタノールが脳細胞に作用して、抑うつ気分を生じさせるのかもしれません。そのためか、一日量エタノール六十グラムを超える大量飲酒は、高頻度に自殺に直結する事実を、多くの研究結果が示しています。確かに私たち精神科医が、患者さんに自殺されるのは、純粋にうつ病のみの患者さんではなく、アルコール依存の患者さんです。

第四が認知症で、特徴のある認知症が生じます。これについては後で述べます。

私のクリニックを訪れる人は誰でも予診で飲酒歴を訊くので、若い女性の飲酒が明らかになります。以前でしたら女性が飲酒するのは、家に誰もいない間のキッチン・ドリンカーでした。しかし今は毎日缶ビールの一本や二本を空けないと、一日が終わらない若い女性がいます。アルコールに対する社会の許容度が高くなったのでしょう。

女性が自分の妊娠に気がつかずに飲酒すると、胎児性アルコール症候群のハンディキャップを背負った赤ん坊が生まれます。アルコールは水と同じで、胎盤を素通りして、胎児に奇形をもたらすのです。具体的には小頭症、短い眼瞼裂、薄い上唇、平坦な上顎部、不明瞭な人中（鼻下の縦溝）といった五つの特徴が生じます。もちろん知的障害の率も高くなります。また奇形はなくても、母親の胎内で頻繁にアルコールにさらされていた小児は、より問題行動を起こす傾向が強まります。

その他にも、飲酒は口腔《こうくう》、咽頭《いんとう》、喉頭《こうとう》、食道、肝臓、大腸、乳房などの癌発生率を高めます。大量飲酒に一番弱い臓器は膵臓《すいぞう》で、それによって急性・慢性の膵炎が発生し、膵臓癌も増えるのです。これは糖尿病発生のリスクの上昇にもつながります。

それればかりでなく、習慣的な飲酒で、精液の質が低下する事実も知られています。精子濃度、精子数、精子正常形態率がいずれも低下し、男性側由来の不妊に関連します。

アルコール問題、うつ病、自殺

先に述べたように、アルコール問題とうつ病、自殺は密接なつながりがあり、いわば死のトライアングルを形成します。アルコール乱用・依存は、自殺のリスクを何と六十倍から百二十倍にも高めるのです。ロシアでの調査では、アルコール販売制限と、自殺死亡率の減少の間の正の相関が示されています。米国でも、最低飲酒年齢を十八歳から二十一歳に引き上げた成果として、若年者の自殺率が有意に減少しました。デンマークでは、アルコール価格が高騰した結果、自殺率の低下が見られました。ポルトガルでも、個人の年間アルコール消費量が一リットル増えたため、男性の自殺率が二パーセント弱上昇しました。日本でも年間自殺者はひと頃の三万人から減って、今は二万人ほどです。とはいえ、この中に含まれる中高年での自殺の要因には、飲酒が大いに関係しているはずです。

自殺とは別に、日本で多いのは飲酒運転による交通事故です。私に言わせれば、今どき飲酒運転をする人は、例外なくアルコール依存症であり、治療を要する一群です。

精神科医が遭遇する自殺では、うつ病の患者さんでも躁うつ病の患者さんでも、アルコール乱用・依存を合併している場合がほとんどです。飲んではいけないのに飲んでしまったという自責感に、酔いから醒めたあとのうつ気分が加わるからでしょう。もう駄目だと思う絶望感に襲われるのかもしれません。

国家的な取り組みで、自殺者を減らしたフィンランドの研究では、自殺既遂者の九割が何らかの精神障害を持ち、三分の二はうつ病、四割がアルコール乱用・依存だったと結論しています。わが国の地域住民を調べた研究でも、自殺念慮はうつ病が多いものの、実際に自殺を企てるとなると、アルコールを含めた物質関連障害がうつ病の二倍の高率になっています。

認知症のなかで、最近、にわかに注目を集めているのが、前述したアルコール性認知症です。アルコールが脳に障害を与える要因としては、食事を摂らないいわゆる「カラ酒」で、ビタミン不足に陥ったり、脳萎縮によって記憶を司る海馬や、理性を保持する前頭葉が影響を受けるからです。

ビタミンB_1（チアミン）不足によって起きるのがウェルニッケ脳症で、眼球運動障害、小脳失調、意識障害や記銘力障害が生じます。眼球が動かず、酔ったような歩き方をし、物覚えが悪くなるウェルニッケ脳症が進行すると、後遺症としてコルサコフ症候群に進展します。記憶力低下、健忘、失見当識、作話が顕著になり、もはや認知症と見分けがつきません。他の認知症に比べて、アルコールによる認知症は、瞬間瞬間の対応は一見普通なのに、ほんの少し前のことも忘れる〝瞬間人〟になります。

それでも断酒を続けると、脳萎縮も回復し、ビタミンの補充の継続によって回復する見込みは充分あります。

先述したようにアルコール依存症には、睡眠障害もつきものです。不眠や悪夢、過眠、昼夜逆転、睡眠時無呼吸など、症状は多様です。眠れないので、眠る前にアルコールを口にする人はあとを断ちません。確かに当初は、寝つきはよいかもしれません。しかし二、三時間で目が覚め、それからが眠れないのが特徴です。アルコールによる不眠は、断酒後も、半年から数年にわたって続きます。

アルコール乱用・依存は、本人だけの問題ではなく家族にも甚大な被害をもたらします。家族に対するＤＶや児童虐待です。しかもブラックアウトがある場合、本人はそのときの暴力行為を覚えていないので、全く自覚や反省が生まれません。夫婦仲が悪く、喧嘩が絶えない家庭で育った子供は、いわゆるアダルトチルドレン（ＡＣ）になりがちです。いつも親の顔色をうかがって育たざるをえないので、自分に自信が持てない、自己主張の苦手な、生きづらさをかかえた大人になりやすいのです。これも児童虐待の一種と言えるでしょう。

アルコール弊害の確かな知識

こうやって考えると、「酒は百薬の長」ではなく「万病のもと」なのかもしれません。

米国の最近の報告によると、生産年齢人口の死亡の一割に、過剰飲酒が関与しています。ピンピンしているはずの十五歳から四十九歳の男性では、死亡の十二パーセントが飲酒関連だというのです。この調査の結論は、「少量の飲酒が健康によい影響を及ぼすという考えは、神話にすぎない」です。さらに、健康のためにはアルコールはゼロのほうがよい、とまで言い切っています。

そこまで厳しくするのは酷でしょうから、飲酒は機会飲酒、つまり何かイベントのときだけにするといいでしょう。祝賀会や誕生パーティ、同窓会や歓送迎会、月一回の勉強会のあとなどに、アルコールを口にすれば、何の問題もありません。私自身がそうですから。酒飲みの患者さんからは、「先生は酒は飲まないのですか」とよく聞かれます。そんなときは、「私はただ酒、人からおごってもらう酒しか飲みません。それは年に数回ですよ」と、冗談まじりで答えます。

幸い、二〇一三年には「アルコール健康障害対策基本法」が成立しました。各都道府県は、依存症対策や、未成年者の飲酒対策を推進しなくてはならなくなりました。

こうして世の中の認識が変わっていくなかで、私が注目しているのはＮＰＯ法人「アルコール薬物問題全国市民協会（ＡＳＫ）」です。アルコールや薬物による依存症を予防するために、一九八三年に東京で活動を開始しました。二〇〇八年からは、日本損害保険協会の助成を受けて、アルコール教育に重点を置いています。二〇一七年には、私の住む福岡県に、大分や沖縄とともに全国初の地方組織「ＡＳＫふくおか」ができました。専門知識を持ったインストラクターが、学校や企業に出向いて出前授業をするのです。

私が素晴らしいと思うのは、小学生や中学生に対する教育です。子供たちがアルコールの弊害について確かな知識を持てば、親たちに向ける眼も厳しくなるでしょうし、大人になってからも野放図な飲酒とは無縁になるはずです。こうした運動が全国に広まっていけば、アルコールに寛大過ぎるわが国の現状にブレーキがかかり、好ましい方向に向かうでしょう。

テレビのＣＭ、自動販売機での販売、コンビニでの気軽なアルコール飲料販売など、日本は諸外国と比べて、大幅に酒害対策が遅れているのです。

第九章　タバコは命取り

日本のタバコ消費量は世界のトップ5

二〇一九年五月、世界保健機関（WHO）は、世界で喫煙や受動喫煙による死者が、年間少なくとも八百万人に達していると発表しました。そのうち四割以上が肺癌などの肺疾患による死亡です。二〇一七年には百五十万人が慢性呼吸系疾患、百二十万人が肺や気管などの癌、六十万人が呼吸器系の感染症や結核で死の転帰をとったといいます。

特に注目されるのは、受動喫煙の危険性です。年間百万人が受動喫煙で死亡し、そのうち六万人以上が五歳未満の子供であり、呼吸器感染症で犠牲になったと報告されました。日本では、タバコによる死者は毎年十二〜十三万人と見積もられています。これも日本でのタバコ消費量が、世界のトップ5にはいっているからです。ちなみに、他の四ヵ国は、多い順に中国、米国、ロシア、インドネシアで、日本はロシアに次ぐ第四位なのです。世界で消費されるタバコは、なんと一分間に千二百万本ですから、開いた口が塞《ふさ》がりません。

日本人の死因の第一位は癌です。私たちの二人にひとりが癌を患い、毎年の死亡者の三人にひとりは癌で命を落とします。癌の原因はさまざまではあるものの、その三分の一はタバコです。この世の中からタバコをなくせば、世の中の癌を三分の一減らせます。

日本人女性の臓器別罹患では、乳癌が一位であり、年間新たに九万人が乳癌になり、年間一万四千人が乳癌で死亡します。そしてこの乳癌も喫煙によって、発症リスクが三・九倍に上昇しているのです。

タバコは死因に寄与する世界第一位

喫煙は、人類の死亡原因のうちでも、最も容易に予防可能なものです。生命予後と喫煙の関係を見ると、七十歳まで生存する人が、非喫煙者では七十五パーセントなのに、喫煙者では五十パーセントに低下します。

タバコが肺に与える悪影響として知られているのは、慢性閉塞性肺疾患（COPD）です。日本ではこの有病者が五百万人もいて、全死因の十位、男性では八位になっています。

喫煙はまた男性の勃起機能にも悪影響を与え、一日二十本以上タバコを吸う人は、二十本未満の群に比べて、重度の勃起障害（ＥＤ）になる率が二倍以上になります。

さまざまな悪影響を総合すると、タバコは死因に寄与する単一要因では、世界第一位の座にあります。

先に述べたように、タバコは喫煙者だけの被害のみならず、受動喫煙の被害も深刻です。有害物質を数多く含むタバコの煙は、喫煙者と同程度に、受動喫煙者にもダメージを与えます。たとえわずかな曝露でも、血管内の内皮細胞に障害を与えるのです。一日数本でも受動喫煙を受けた人は、心血管病の発症率が一・二倍に上昇します。実を言えば、受動喫煙の健康被害は、癌よりも心血管病のほうが深刻なのです。十万人あたりの受動喫煙による生涯リスクは、肺癌死が七百人であるのに対して、心筋梗塞死は千人から三千人にものぼります。

前の章では、母親の妊娠中の飲酒が胎児に及ぼす影響について述べました。喫煙も胎児に被害を与えます。タバコの煙にはニコチンだけでなく、他にも二百五十種類の有害な化学物質が含まれています。一酸化炭素やシアン化水素、ブタン、ベンゼンなどの気体や、鉛、クロム、ヒ素、カドミウムなどの重金属がそうです。母親が喫煙していると、ＡＤＨ

D（注意欠如多動障害）の子供が生まれる確率は二・四倍に上がります。学習障害や行為障害にも関連するのです。

日本の児童虐待防止法では、親の四つの行為が禁止されています。暴力などの身体的虐待、わいせつ行為、減食や放置などのネグレクト、暴言などの心理的虐待です。今日では、受動喫煙こそ第五の虐待ではないかと言われています。

埼玉県熊谷市の市医師会がまとめたデータによると、たとえ親が室内の台所の換気扇の下やレンジフードの中で、タバコを吸ったとしても、子供の尿中に残るニコチンの量は高くなっています。両親ともタバコを吸わない場合に比べて、父親が換気扇付近で吸う場合は五倍、子供と接する母親が換気扇の下で吸う場合は十五倍です。喫煙場所が、居間やリビングになるとさらに増え、書斎や寝室ではそれ以上になり、トイレや車の中になるともっと高濃度になります。受動喫煙によって、子供は気管支喘息《ぜんそく》や気管支炎、虫歯、中耳炎のリスクが高まり、咳や痰《たん》も出やすくなるのです。

大気汚染の指標となる微少粒子状物質にＰＭ２・５があります。この値も、両親ともに非喫煙者の家ではゼロに近いのに、親が喫煙者だと、寝ている時間以外は、ＰＭ２・５は許容量の数倍の値になります。この意味でも、親がタバコを吸う家庭では、子供は強い大気汚染の中で暮らしているのと同じなのです。

この観点から、オーストラリアでは思春期以下の子供が同乗している車の中での喫煙は、罰則付きで禁止され、フランスやカナダ、英国イングランドでも同様な法令があります。

それ以外でも、子供の誤飲事故の原因の第一位はタバコであり、全体の四分の一を占めています。

加熱式タバコと電気タバコ

最近では、加熱式タバコが登場し、いかにも安全であるかのように宣伝されています。これは従来の紙巻きタバコと異なり、火は使わず、専用の機器の中にタバコの葉を入れて加熱し、発生したニコチンを蒸気とともに吸入する装置です。紙巻きタバコと違って、有害物質が九割低減すると、まことしやかに言われています。しかしニコチンを吸っている点では全く同じであり、加熱式タバコの喫煙者が吐き出した息は、二〜三メートル先まで拡散します。加熱式タバコの受動喫煙はやはり無視できないのです。要するに、加熱式タバコはニコチン吸入装置なのです。

同様にだまされてはいけないのが、電子タバコです。これはニコチンを含まず、カートリッジに入った充塡液を、電気で加熱して霧状にしたうえで、味や香りのついたエアロゾルを吸引する仕掛けです。その蒸気はタールや一酸化炭素も含みません。

ところがこのエアロゾルが曲者《くせもの》で、ホルムアルデヒドをはじめとする発癌物質が多数含まれていることが判明しています。ホルムアルデヒドの量は、紙巻きタバコの主流煙の十倍になっています。また電子タバコ特有のグリオキサールやメチルグリオキサールといった、危険な有機化合物も確認されています。さらには、ニコチンを含まないという表示がありながら、実際には含んでいる電子タバコも、日本で発売されている百三製品中、四十八製品ありました。

この電子タバコの存在が、禁煙の成功率を三分の一押し下げ、また電子タバコが若者の喫煙習慣の入口にもなっている事実も指摘されています。

国際オリンピック委員会（IOC）は、オリンピック選手のスポンサーにタバコ会社がなることを禁止しています。タバコの箱やライターなどの関連商品に、オリンピックのシンボルをつけることはできません。二〇〇八年の北京オリンピックでは、「たばこの煙のない北京プロジェクト」が実施されました。二〇一〇年にはロシアのソチで四年後に行われる冬季オリンピックにそなえてソチ市議会が、「タバコのないソチ憲章」を制定しました。オリンピック期間中はソチ市内とオリンピック全施設で「禁煙」の表示が行われました。二〇一二年のロンドンオリンピックでは、オリンピック会場は全面禁煙になり、タバコの販売も禁止されました。

問題は、二〇二〇年の東京オリンピック・パラリンピックです。二〇一八年二月に厚生労働省からその方針が出ました。喫煙専用室での喫煙は認められ、客席面積百平方メートル以下の既存の小規模飲食店は、喫煙、分煙の標識を掲示すれば、喫煙可としたのです。加熱式タバコも同様です。これは大幅な後退です。喫煙室から出て行く人は、タバコの煙とともに移動するし、そのような店舗の従業員や清掃をする人は、受動喫煙の被害を受けるのです。しかも面積の狭い店ほど、被害は大きくなります。全くもってお粗末な政策であり、これまでのオリンピック・パラリンピックのクリーンな精神を後退させるものです。

その後、東京五輪・パラリンピック大会組織委員会は、大会期間中は加熱式タバコを含め、競技会場の敷地内を全面禁煙にすると発表しています。

また、改正健康増進法も二〇一八年七月に成立、住宅や旅館、ホテルの客室を除く、すべての施設や公共交通機関を対象として、罰則付きで禁煙場所での喫煙を禁じました。

最近になって米国から、人が集まる所での全面禁煙の地域の非喫煙者では、そうでない地域の非喫煙者と比べて、収縮期血圧の低下が認められたという報告が出されました。

二〇一八年六月、東京都は、国の対策よりも一歩進め、従業員を使っている飲食店では、屋内禁煙になりました。とはいっても、WHOが発表した受動喫煙規制状況では、日本はまだ最下位のランクにあります。

私の診療所では、次のような掲示をしています。
一、タバコは、病気の原因の中で、予防できる最大で単一の原因
二、タバコは「老化促進サプリメント」であり、小じわが増え、喫煙者顔貌（スモーカーズ・フェイス）と喫煙声（スモーカーズ・ヴォイス）を生む
三、認知症の発症を促進し、脳卒中の発症率も高める

タバコの害を受ける口腔

実際に私は、タバコを吸う女性の患者さんには、「タバコ一本、小じわ一本」と注意を促します。どんな高価な化粧品を使い、どんなにうまく化粧しても、タバコが台なしにするのです。タバコによって毛細血管が縮み、皮膚への酸素供給が低下し、小じわが増えるからです。そうです。「マッチ一本、火事の元」と同じように、「タバコ一本、小じわの

元」です。

第四章で、歯の大切さに触れました。実はタバコの害をまともに受けるのが、歯を含めての口腔《こうくう》です。タバコの主流煙が最初に攻撃するのが口腔ですから、当然の理屈です。まず喫煙によって増えるのが口腔・咽頭《いんとう》癌です。特にニコチンと唾液が混ざり合って貯留する口腔低部（舌の下部にある凹み）の癌が増えます。吸い込んだニコチンが直撃する硬口蓋部（上の前歯の一センチほど後ろ）の癌も、その次に高率となっています。

第二は歯周炎との関係です。喫煙によって歯周病罹患率が高くなり、一方でその治療も阻害します。第三が虫歯との関係です。高齢者では、喫煙によって歯肉が退縮しやすくなり、根元に虫歯ができやすくなります。これはニコチンが歯垢《しこう》生成を増加させるからです。

第四がインプラント失敗率の引き上げです。高齢になるとインプラントをする人が増えます。しかし喫煙者では、インプラント体周辺に病原体の菌巣が増え、インプラント周囲炎が起こりやすくなるのです。第五は、禁煙によって歯の喪失が減るという事実です。

喫煙者は、まずそのタバコの葉がどこで栽培されているか知るべきでしょう。日本でも栽培されてはいるものの、大部分は最貧国からの輸入でまかなわれています。例えばインドネシアでタバコの葉を素手で扱っているのは、多くが子供たちです。ニコチンは皮膚からも容易に吸収されるので、重いニコチン中毒である緑タバコ病が発症します。吐き気や嘔吐、頭痛と腹部けいれん、呼吸困難が起きます。それでいて子供自身もタバコを吸う習慣がつき、一日の稼ぎの半分、日本円にして一日二百円の収入のうち百十円はタバコに消えるといいます。私たちの喫煙はそうした被害の上に成り立っているのです。

平均寿命を延ばす禁煙啓発運動

わが国で最近急速に平均寿命を延ばしている県が滋賀県です。二〇一五年の調査では、男性が長野県を抜いて一位になりました。それまでは男女とも有名な長寿県は長野県だったのです。長野県が長寿県になったのは、減塩運動によるものでした。これに対して滋賀県を大躍進させたのは、禁煙啓発運動でした。滋賀県では十五年前に五割を超えていた男性の喫煙率を半減する運動を二〇〇一年から始め、二〇〇四年には「滋賀県たばこ対策推進会議」を設立、二〇一六年にはついに二十・六%にしたのです。禁煙の取り組みは、個人のみならず、自治体単位でも有効だという証拠でしょう。単に、やるかやらないかが分かれ目なのです。

第十章　笑いが人を若くする

ノーマン・カズンズ『笑いと治癒力』

昔から「笑門来福」、笑う門には福来ると言われています。これが近年、科学・医学の側面から実証されているのです。

きっかけは、何といってもノーマン・カズンズという米国人ジャーナリストの実体験でしょう。膠原病《こうげんびょう》の一種である強直性脊椎《せきつい》炎に罹患し、全身の痛みに苦しんでいるとき、かつてアフリカで取材したシュバイツァー博士の言葉を思い出します。「みんな身体の中に、病気を治す主治医を持っている。それを覚醒させるのが治療だ」という励ましでした。また一方で、ストレス学説を唱えたカナダのセリエ博士の言葉、「よいストレスは身体の免疫能を活性化する」も、記憶の底から浮かび上がってきました。

それで、マルクス兄弟のドタバタ喜劇映画を見て、十分間、大笑いしたのです。もちろん痛みをこらえながらです。するとそのあと、ぐっすり二時間ばかり眠れました。これを一週間続けていると、痛みはいくらかやわらぎました。病院に行っていつもの検査をしたところ、驚いたのは主治医でした。体内の炎症の度合を示す血沈が、百十五ミリメートルから八十五まで下がっていたのです。正常値は十五ミリメートル以下ですから、やはりそれでも異常値ではありますが、大きく低下したことは確かです。

これに勇気を得て、笑っていくらかでも眠る習慣をコツコツ続けました。特効薬はないので、これが唯一の治療でした。すると痛みは少しずつ減り、歩けるようになり、半年後には寛解したのです。

こうして膠原病を克服して十六年後、今度は心筋梗塞で倒れます。一九八〇年ですから、バイパス手術という外科治療が確立されていた時代です。カズンズは、ここでも手術なしの笑いを取り入れた治療を始めます。これには親友の医師も、「笑うと心肺機能に負担をかけるからよくない」と言って反対しました。そこで心臓の専門家の助言を仰ぎつつ、笑い療法を続けて、またしても病気を克服したのです。この体験は、『笑いと治癒力』『続・笑いと治癒力　生への意欲』の二冊本として、岩波現代文庫にまとめられています。

「笑い」と医師によるデータ

一九九一年に衝撃的な発表をしたのは、九州大学出身の昇《のぼり》幹夫医師です。癌患者を含む十九人を集めて、大阪の「なんばグランド花月」で、漫才、漫談、吉本新喜劇を三時間見てもらい、前後でのNK細胞（ナチュラル・キラー細胞）の活性化の変化を調べました。NK細胞は免疫を担う細胞で、体内に侵入した標的細胞と結合して、これを融解させるため、ウィルス感染防禦や抗腫瘍《しゅよう》作用を持っています。つまりNK細胞が活性化すると免疫能が向上します。結果は、どの患者も免疫能が上がっていました。こうして一九九四年には「日本笑い学会」が発足したのです。

一九九六年には、リウマチの専門医が、リウマチ患者二十六人に、落語の実演を聞かせて、炎症の程度を示すインタロイキン6の値の変化を測定しました。すると全員で、値は半分以下に下がっていました。この劇的な変化は、ステロイドの大量投与療法に匹敵するといいます。

二〇〇三年には、糖尿病患者に漫才を聞かせると血糖値が下がるという、これまた耳を疑う実験結果が筑波大学から発表されました。十九人の糖尿病患者に、まず五百キロカロリーの寿司を食べてから、糖尿病の講義を四十分間受けてもらい、血糖値の上昇を測定しました。上昇の平均値は百二十三ミリグラムでした。翌日もまた同じ寿司を食べ、講義の代わりに漫才コンビのお笑いを聞いてもらい、血糖値を測定しました。すると何と上昇は平均七十七ミリグラムだったのです。

これを遺伝子学的に調べると、代謝を制御するリボゾームに関する遺伝子や、ヘモグロビンに関与する遺伝子など、六十四もの遺伝子がスイッチオンになっていたことが判明しました。

笑顔、笑い声の効果

母親が笑うと赤ん坊も笑うという事実は、大ていの人が知っています。十人中十人の赤ん坊全員が、母親の笑顔を認識して笑うのです。逆に母親が渋面をつくると、三ヵ月の赤ん坊十人のうち六人が泣き出し、四人は顔をそむけたという実験結果があります。

実は、笑顔が分かるのは赤ん坊だけではないのです。どんなに重症の認知症の高齢者でも、笑顔を向けるとやはり笑顔になります。ですから、何かの異常行動や不機嫌さを呈した患者さんが、家族に連れられて受診したとき、私は必ず笑顔で迎え入れます。すると患者さんも笑顔になり、険悪なムードはどこかに消え去ります。高齢者診療のコツです。

二〇一七年に、笑い声を聞くだけで健康になるという結果を、慶応大学の研究者が発表しました。といっても、これは動物実験での結果です。マウスには大きく分けて二種類の鳴き声があり、二十キロヘルツ近辺は不快な情動、五十キロヘルツ近辺は快行動を示すと考えられています。つまり五十キロヘルツの鳴き声を「笑い声」と見なして、実験を行ったのです。

まず遊び道具が置かれた快適な環境にオスのマウスを置き、夜間に発せられた「笑い声」を基にして、基礎的な音源を採取しました。ついで老化促進の高脂肪食で飼育したモデルマウスに、その「笑い声」を三十分間聞かせたときの行動変化を観察しました。通常食餌で飼育したマウスと比較して、高脂肪食で飼育したマウスは、行動量が低下するものです。ところが、「笑い声」を聞かせたあとでは、総移動距離が延び、無動の時間が減っていました。つまり行動量の低下が「笑い声」によって抑制されたのです。

他方で、三十分間尾を吊るして逆さ吊りにするストレスに対して、「笑い声」がどのような効果があるかを調べた実験も行いました。逆さ吊りストレス負荷を加えたあと、マウスの対物反応を見るため、棒を近づけると、通常は噛みついたりして、負荷を加える前より対物攻撃性が増します。ところが、ストレス負荷後に三十分間「笑い声」を聞かせると、対物攻撃性の増加はありませんでした。「笑い声」がストレス抵抗性を亢進させたのです。

マウスを環境のよい場所で飼育すると、脳由来の神経栄養因子（神経を養う要素）の発現が促進され、代謝機能の改善に関与する遺伝子の発現が活性化されることも分かっています。「笑い声」を聞かせたとき、エネルギー代謝や脂質代謝に関与する五つの遺伝子が活性化される事実が判明しました。要するにマウスにおいても、「笑い声」は健康改善に寄与するのだと結論できたのです。

高齢者と子供たちの笑い声が絶えない

二〇〇六年に設立されたのが「笑いと健康学会」です。最近の第十二回研究大会で、認知症に対する笑いの効果が発表されました。

ある高齢者用のデイサービスセンターでは、隣にある保育園と交流をしているそうです。毎日一時間、園児と高齢者が遊ぶといいます。そこで、このデイサービスセンターに通うアルツハイマー病の高齢者十人と、園児との交流がないデイサービスセンターに通う同病の高齢者十人を比較しました。結果は、世代間交流をしている高齢者のほうが、生活の質が維持されかつ向上していたのです。

高齢者と子供たちとの交流では、笑い声が絶えないそうです。散歩のとき、職員と歩くときはスタスタ先に行ってしまう高齢者が、子供と歩く際は、後ろから見守るようにゆっくり歩き、嬉しそうな表情になっています。まさしく笑いの効用ではないでしょうか。

高圧酸素療法では、閉鎖した高圧酸素室に患者さんを入れなければなりません。閉じられた環境では、みんな活気がなくなり、疲労が増します。その結果、先述したNK細胞活性が低下します。そこでお笑いビデオを見せると、NK細胞活性は有意に高くなりました。

感情の中枢である扁桃体が不快を感じたストレス刺激は、視床下部の興奮をもたらし、脳下垂体の指令で副腎皮質ホルモンが分泌され、リンパ節は免疫細胞のリンパ球の力を減弱させます。その結果、NK細胞活性が下がり、免疫が低下するのだと考えられています。

臨床の場面でも、笑いの効用はいくつも報告されています。脳出血後、無気力になり二ヵ月もの間寝たきりだった七十歳の男性は、お笑いを取り入れた療法で元気が出、突然起きて歩き出し、十七日後には退院したといいます。

リウマチで足が変形し、杖なしでは歩けなかった女性は、笑いでリウマチの痛みを感じなくなりました。十二指腸癌や膵臓《すいぞう》癌、胃癌の患者さんでも、笑いまくって痛みがなくなり、癌の進行が遅くなっています。ペースメーカーを入れた人でも、笑いで不整脈が出なくなりました。脳梗塞で顔の半分が麻痺している患者さんも、大笑いのあと顔が動くようになり、心から笑うと、両側の顔面筋が動くのを経験しています。

このように笑いは万能薬なのです。逆に、私の経験では、何かに怨《うら》みを持ち続けている患者さんには、抗うつ薬の効果が薄く、治療が長びきます。笑いとは反対の怨みが、回復を妨げているのです。怨みに折合いがついて薄らぐと、うつ状態が回復に向かいます。

私が色紙を頼まれたとき、

「人生で大切なのは、

は（歯）、はは（母）、ははは（笑い）」

と書くのも、こうした理由があるからです。

「笑い講」「笑い祭」「彦一とんち話」

山口県の防府市小俣《おまた》地区には、鎌倉時代から伝わっている「笑い講」があります。十二月の第一日曜日に、笑い講の会員が集まり、各人が榊《さかき》を手にして三回大笑いをするのです。一回目の笑いは、その年の豊作に感謝し、二度目は来年の豊作を祈り、三度目の笑いには、その年の憂さを晴らす意味が込められているそうです。八百年以上も伝えられているのは、やはり何がしかの効用をみんなが認めているからでしょう。三重県尾鷲《おわせ》市や、和歌山県の日高川町でも、「笑い祭り」が伝統行事として継承されています。

民話や昔話にも、笑いはよく登場します。熊本県の「彦一とんち話」の中にも、笑いの効用を伝える話があります。村の長者の娘が一日中泣いたり怒ったりで、家中の者を困らせていました。どんな面白いこと、おかしいことがあっても笑いません。物見遊山や芝居小屋に行っても、話上手を招いても、娘は沈むばかりで、どの医者もサジを投げていました。そこに彦一が呼ばれたのです。彦一は娘ににらめっこ競争を持ちかけます。にらめっこして笑ったほうが負けです。娘は彦一をやっつけようと思って、口を歪めてひょっとこ顔をしたり、目を細めておかめ顔をしたり、仁王のように目を見開いて、おかしな顔を作ります。日頃はむっつりした娘がそんな顔をするので、彦一は笑い転げます。その彦一の笑いぶりを見て、娘も思わず笑ってしまいます。最後には二人とも、涙を浮かべて笑い合いました。以来、長者の娘は打って変わって明るくなったのです。めでたしめでたしです。

現代でもこんな話があります。ある父親が、中学生の息子の不登校で困っていました。息子は家の中でも全く口をききません。あるとき友人の助言を受け、前述した吉本の「なんばグランド花月」に息子を連れて行きました。家では笑わなかった少年は、舞台を見ながら大いに笑いました。そのあと、どういう変化からか、その息子は学校に行き出したのです。

阪神淡路大震災の際も、笑いの効用と思われる出来事があったそうです。体育館や学校での避難生活のなかで、笑っているのは無邪気な子供たちだけで、大人たちは打ちひしがれていました。笑っているどころではないという状況で、テレビもラジオも笑いを自粛していました。そこへ、自分たちも被災した大阪の芸人たちが、避難施設を訪れたのです。「わろてる場合やない、帰れ」と言われるのではないかと、ビクビクでした。ところが実際は逆で、大いに笑ってもらえ、帰りがけには握手攻めで、「よく笑わせてくれて、おおきに、おおきに」と感謝されました。毎日酒を飲んで気を紛らわしていたおやじさんも、「飲んでいる場合じゃないな、おおきに」と言ってくれたそうです。

世界でも笑いとともに老活

ある世界最高齢のフランス人女性が百二十二歳で亡くなる前、長生きの秘訣を訊かれ、「退屈しないことと、笑うこと」と答えたそうです。さもありなんと思います。つまり、笑う者は長生き、なのです。

笑うとき、何と十五もの顔面筋を動かさなくてはなりません。それに笑い声も出さなければならないので、決して単純な作業ではないのです。大仕事ですから、これによって幸せホルモンのエンドルフィンが放出されて、痛みが吹き飛び、脈拍も血圧も下げ、不安を軽くし、暗い感情から解き放され、自己イメージも高まるのです。

ちょっとした笑いによって、深刻な話し合いが一転してなごやかな雰囲気に変わるのは、誰もが経験しています。笑いが人と人との隔壁を取り除き、相互のつながりを濃くするからです。こんな例はいくつも挙げられます。

ひとつはナチス・ドイツ時代、ユダヤ人が差別されていた頃の話です。ある海岸にあるプライベート・ビーチに、父と息子が海水浴に行きました。申込書に記入し終わると、監視員が「あんたはユダヤ人か」と訊きました。そうですすと答えると、「ここではユダヤ人の海水浴は禁止されている」と断られました。「それでは、私の息子はどうでしょうか。半分ユダヤ人なんです。膝まで海に浸るのはよいでしょうか」と訊き返すと、監視員は大笑いして、二人とも泳ぐのを許したそうです。

もうひとつは、黒人への差別が強かったときの米国です。母親に連れられて、児童相談所に来た学習障害の男の子ジョニーがいました。担当の臨床心理士の女性を見た瞬間、男の子は叫びました。「あなたは黒人じゃないか」。一瞬気まずい思いをしたのは母親でした。あからさまな差別の言葉だったからです。心理士は笑いながら「わたしは黒くなくて、本当は茶色よ」と言いました。すると少年は「ぼくは白人だ」と言い返します。心理士は机にあった紙を取り出し、「これが白よ。あなたは少しピンク色に見えるけど」と笑いながら言ったのです。「本当だ」と少年も一緒になって笑いました。「本当ね、ジョニー」と、母親もほっとして言ったのです。その後の心理教育がうまく進んだのは言うまでもありません。

三つめは、英国での看護師と東洋人の女性患者に起こったエピソードです。母国で迫害を受けて心に傷手を持つ女性患者はうつ状態で、英語があまり上手ではなく、寡黙でした。それで看護師はその女性患者を建物の外に連れ出して、よく一緒に散歩をしました。少しでも会話を豊かにするためです。病院の敷地内の道は狭いので、看護師はいつも車道側を歩きます。患者が車に飛び込みはしないか心配もしていたのです。あるとき散歩から戻って、廊下を歩いていたとき、後ろから給食のワゴン車が迫って来ており、「危ない」と言って、女性患者が看護師を壁のほうに押しやって、自分がワゴン車との間にはいったのです。咄嗟《とっさ》の出来事に、二人とも顔を見合わせて、大笑いしました。それから二人の間は急速に近くなり、女性患者もうつ状態から快方に向かいました。

こうやって、二人が同じ出来事に対して、大笑いするとき、皮膚の電気伝導率が上がることが証明されています。皮膚伝導の良し悪しは、自律神経の活性化の指標として使われていましたが、近年では「共感」の指標としても使えることが分かっています。笑いが共感を生むのです。

こうやってさまざまな側面から「笑い」を見てくると、その効用の広さと深さに驚かされます。どうせ老活をするなら、真剣、深刻な顔ではなく、笑いとともにやりましょう。

第十一章　痛いのは痛い、痒みは掻くな

痛みだけが記憶される

加齢とともに、着実に増えてくるのは痛みです。痛みのない高齢者は、他に何はなくとも感謝しなければなりません。天に感謝して、幸せだなと思う必要があります。

わが国で慢性痛を持つ人の割合は十三パーセントから二十三パーセントと報告されています。これが六十歳以上になると、四人にひとりが慢性痛を持っていると言われています。

痛みはどこにあるか。痛い部位にあるのではなく、脳が判断して「痛い」という通達を出すのです。例えば転倒して膝をすりむいた場合、その部位の神経受容体が痛み信号を脳に伝え、脳が瞬時にこれを打撲によるものか、何らかの感染によるものか、発熱によるものかを判断して、「痛い」と思わせるのです。脳の仕業ですから、この回路は学習されて

記憶されます。

ところが、通常の記憶は海馬が担当するのに、痛みの記憶は、扁桃体という情動に関与する脳の部位が受け持ちます。これには有名な逸話があります。アルコール依存症によく付随する病気にコルサコフ症候群があるのは、第八章で述べました。海馬が障害されて〝瞬間人〟みたいになる病気です。毎日主治医と顔を合わせても、毎回初対面のように手をさし出して握手します。そこで主治医は思いついて、あるとき、右手のてのひらに押しピンを固定しました。朝、患者さんがいつものように手をさし伸べたので、しっかり握り返しました。「痛い」と患者さんが叫んだのはもちろんです。

翌朝、押しピンをはずして握手をしようとすると、患者さんは慌てて右手を引っ込めたのです。痛みだけは記憶されていたのです。一世紀も前の大発見でした。

痛みを記憶する扁桃体は、さまざまな情動をも憶えていて、生存には不可欠な部位です。下等動物の昆虫でさえも、嫌な刺激は覚えていて、二度とそこには近づきません。この脳内制御系は、生物が五億年の昔から持っていて、そのネットワークを築いてきたと言えます。いわゆる脳から末梢に指令を出す下降性の疼痛制御系です。従って、同じように叩かれても、恋人から叩かれたのと、嫌な奴から叩かれたのでは、感度が違ってきます。スポーツに夢中になっているときでも、ちょっとした足の怪我には気づきません。あとになってやっと気がつきます。逆に料理をしているときの火傷《やけど》のときは、敏感に反応します。こうやって脳は、状況によって痛みの感受を上げたり下げたりしているのです。

痛みでヒトが最も苦しむのは、慢性痛でしょう。これは脳が常に痛みを強く感じている状態で、痛みの原因とそれに対する反応は一対一ではなくなっています。外界の状況と身体の具合如何、情動の負荷によって、痛みは増幅されたり、減弱したりします。しまいには、どこを探しても原因が見つからない痛みにまで発展するのです。

だからこそ痛みには、身体的な痛み、精神的な痛み、社会的な痛み、スピリチュアルな痛みの四種があると言われるのです。

さまざまな痛み

帯状《たいじょう》疱疹《ほうしん》後神経痛も、多くの人が悩まされます。衣服が触れても、風が吹いても痛いのですが、最近は初期の治療によって、この後遺症も軽症化し、時とともに消失しやすくなっています。それに対して、繊維筋痛症の痛みは今でも難物です。これは全身に生じる骨格筋（運動を司る筋肉）性の疼《うず》きと痛みです。筋肉の痛みが、左右の首と肩、尻など、上下半身に右側にも左側にも生じるのが特徴で、検査での異常は見られません。中年以降の女性に多く、わが国の有病率は一〜二パーセントですから、決して稀《まれ》な病気ではありません。随伴症状として、乾燥症状や頭重と頭痛、不安・抑うつ、口内炎、便通異常、膀胱炎症状、朝のこわばり、頻尿、知覚過敏などが挙げられます。

発症の引き金には、死別や仕事上の問題などのライフ・イベントに加え、感染症や腰部痛もあります。もちろん半数では、何のきっかけもなく比較的急に発症するのでやっかいです。治療については、近年多様な薬物療法が進展しているとはいえ、まだ痛みの征圧までには至っていません。

やっかいなのは幻肢痛です。交通事故などで、脚を切断しなければならなくなったあと、その失われた足が痛むのです。もちろん痒《かゆ》い場合もあります。痒みや痛みを止めようにも、無い脚が痒かったり、痛いのですからどうにもなりません。

片頭痛、薬物乱用頭痛

片頭痛や、通常の筋緊張性頭痛に悩む日本人は、十人にひとりと言われています。頭痛薬を用いていると、却って痛みが慢性化する薬物乱用頭痛に陥るので、悪循環から抜け出せなくなります。

一般に頭痛が生じると、痛みが神経を通って脳に伝達されます。すると脳からは痛みを抑える脳内麻薬物質が分泌され、対処しようとします。鎮痛薬を飲めば、さらに痛みは抑制されます。ところが鎮痛薬をずっと飲み続けていると、脳が麻痺して、痛みを抑える物質が出なくなるのです。

片頭痛は、若い女性に多く、目の奥にぎらぎらした光が現れたり、ズキズキと脈打つような拍動性の痛みを伴ったりします。部位は片側の側頭部や前頭部によく出現します。CGRPという特殊な物質が、脳の三叉神経から過剰に放出された結果、血管が広がったり、炎症が生じたりして発生します。これを抑制するのがトリプタンなどの特効薬です。しかし、ちょっとした片頭痛でもトリプタンを摂取するようになると、わずかな刺激に対しても、三叉神経からCGRPが放出され、片頭痛の頻度は増えてしまいます。

こうした薬物乱用頭痛は、主に早朝から明け方に起きるので、それだけで一日が憂うつになってしまいます。出鼻をくじかれるのです。治療法は、何と言っても頭痛薬をやめることです。徐々に減らしていって、本来の脳の痛み調整機能を復活させるのです。

これに対して筋緊張性の頭痛は、筋力のこわばりによって血流が減って起こり、めまいや吐き気を伴います。片頭痛と違って脈打つ感じはありません。後頭部から肩にかけてのこりがあり、夕方に増強します。

群発性の頭痛は、痛みの部位は常に右か左のどちらかで、眼窩部や眼窩上部、側頭部に多く見られます。若い男性に多く、片方の眼がえぐられるように痛み、眼は充血し、文字通り七転八倒するくらいの痛みです。ほぼ同じ時間に出現し、就寝後一、二時間して起こることが多く、十五分から三時間は続くので、患者さんにとっては、眠るのが恐怖になります。

膝の痛み、変形性膝関節症

高齢者に膝の痛みはつきものです。というのも、膝にかかる重量は、歩くときは体重の二倍、階段の上がり下りで三倍、走るときは四〜五倍の重みがかかるからです。膝は軟骨と半月板がクッションの役目をし、靱帯《じんたい》が固定サポーターの役目をしています。それを前方から大腿四頭筋、後方からヒラメ筋と腓腹《ひふく》筋、いわゆるふくらはぎが固定しています。

この変形性膝関節症に悩む人は、わが国に二千五百万人いると見られています。日本人の場合、膝の内側が変形しやすく、肥満と重労働が原因です。内側の軟骨が擦り減ると、女性に多いO脚を呈します。O脚の予防には、外側が厚くなったインソールを靴底に敷くのが勧められます。

膝関節を守っているのは、何といっても膝まわりの筋肉群です。この筋肉を鍛えてこそ膝の痛みはやわらぐのです。勧められる第一の運動は、第三章で強調したようにスクワットです。散歩だけが足腰を鍛える方法ではありません。

痛みがあるからといって、安静を保つのは逆効果です。というのも、規則的な運動によって、内因性の麻薬物質が賦活されて鎮痛効果をもたらすからです。ここに痛みに対する運動療法の意義があります。

身体で最も大量にある組織は筋膜です。筋膜こそは、筋肉を包み込んでいるだけでなく、その内部まではいり込んでいる繊維性の結合組織です。この筋膜が硬直化すると、筋肉の動きが悪くなり、血管や神経を変形させ圧迫します。こうしていわゆる筋肉痛が生じると考えられています。

ですから痛みの軽減には、硬化した筋膜を柔らかくするのが第一です。いわゆるストレッチであり、下肢の場合は筋力アップも兼ねて、スクワットが推奨されるのです。よくやられているマッサージは筋肉をほぐすだけで、筋膜を拡張して伸展性を高める運動の筋膜リリースには及びません。

スクワットで下肢の筋膜をほぐし、筋力を増加させれば、車椅子生活の人も立てるようになり、歩行器や杖を使っていた人が、補助具なしで歩けるようになるのです。ここでもスクワットでの注意点は、膝がつま先より出ないようにしてお尻を落とすことです。

足裏の痛み、足底筋膜炎

もうひとつ、高齢になると、足裏の痛みを訴える人が増えます。これは足底筋膜炎で、足底の筋肉群が固くなっている証拠です。これを治すには、足底を柔らかくする必要があります。その方法にはいくつかあって、まず簡単なのは、足の指でグー・チョキ・パーをするのです。椅子に坐って、足の指で床のタオルをたぐり寄せても構いません。竹を半分に割ったのを踏む、昔からの療法の青竹踏みも効果があります。

私自身は、風呂にはいったときは必ず足指のグー・チョキ・パーをし、風呂上がりには青竹踏みです。生まれつきの扁平足なので、足底筋膜炎になりやすく、足底のケアには随分気をつかっています。青竹踏みは、最初の頃は竹の上に乗った瞬間痛みが走り、一秒も乗っていられないほどでした。しかし回数を重ねるにつれ、乗るのが心地よくなりました。

足底筋膜が柔らかくなったのでしょう。

痛みを感じるのは、脳の感覚野という部位ですから、ここを鍛えるという方法もあります。それは末梢からの痛みの入力に対して、別の刺激を与えることで、痛み入力を減弱する方法です。温泉や風呂で身体を温めたり、逆に冷水を浴びたり、滝に打たれたり、雪の中を転げ回ったりするのです。これで感覚野が鍛えられ、痛みにも強くなります。

痛みに意味を持たせるのは、脳の前頭前野です。ここを鍛える方法のひとつが、前の章で述べた笑いでしょう。痛みをも笑い飛ばすことができます。

外須美夫『痛みの声を聴け』

九大医学部で私の同期生に、麻酔科医の外《ほか》須美夫先生がおられます。歌人でもあり、その著書に『痛みの声を聴け』があります。古今東西の詩人や歌人がどうやって、自分の宿痾《しゅくあ》である痛みを昇華していったかが、実例をもって描写されています。

冒頭は正岡子規です。脊椎《せきつい》カリエスの痛みで、晩年は文字通り「病牀六尺」の中で苦悶しつつ、随筆と俳句、短歌をものにするのです。

身動きが出来なくなつては、精神の煩悶《はんもん》を起して、殆ど毎日気違のやうな苦しみをする。(中略)もはやたまらんので、こらへにこらへた袋の緒は切れて、遂に破裂する。もうかうなると駄目である。絶叫。号泣。ますます絶叫する、ますます号泣する。

病牀のうめきに和して秋の蟬
臥してみる秋海棠の木末かな
秋海棠に向ける病の寝床かな

ガラス玉に金魚を十ばかり入れて机の上に置いてある。余は痛《いたみ》をこらへながら病床からつくづくと見て居る。痛い事も痛いが綺麗《きれい》な事も綺麗ぢや

こいまろぶ病の床のくるしみのその側《かたわら》に牡丹咲くなり
いちはやく牡丹の花は散りにけり我がいたつきのいまだいえなくに
瓶《かめ》にさす藤の花ぶさ花垂《た》れて病の牀に春暮れんとす

足あり、仁王の足の如し。足あり、他人の足の如し。足あり、大磐石《だいばんじゃく》の如し。僅《わず》かに指頭を以てこの脚頭に触るれば天地震動、草木号叫、(後略)

誠に、痛みは身体の支配下のみにあるのではなく、精神も大きくかかわっています。痛みに打ちひしがれていると、痛みはますます増長します。痛み何するものぞ、という気概が痛みの一番の敵なのです。

子規がいみじくも言った「痛い事も痛いが綺麗な事も綺麗ぢや」の境地こそ、忘れずにいたいものです。これこそが究極の前頭前野の鍛錬でしょう。

高齢者の皮膚

ある高齢者専門の医療センターの統計では、六十五歳以上の全新患患者のうち七パーセントが皮膚掻痒症《そうようしょう》だったそうです。そのくらい高齢者には皮膚の痒みを訴える人が多いのです。皮膚掻痒症とは、カサカサした乾燥性の皮膚、つまり乾皮症を基盤にした皮膚の痒みをさします。

この診断にあたっては、痒みを呈する他のさまざまな疾患を除外しなければなりません。

それには、糖尿病や痛風、甲状腺機能低下症、閉塞性黄疸、慢性腎不全、赤血球増加症、多発性硬化症、ホジキン病、リンパ球性白血病など多数あります。これらは諸検査によって正体を明らかにすることができます。

高齢者で痒みを訴える場合、皮膚の一番外側にある角質の水分含有量が、正常な人の十分の一になっています。皮膚が沙漠のように乾ききっているのです。この原因として、油溶性のビタミンと蛋白質の摂取の減少があります。この二つの物質の不足で、角質の加齢がますます進むのです。

高齢者はまた入浴好きです。これによって角質から皮脂が奪われるだけでなく、角質の細胞が傷つき、角質の水分保有能を低下させます。入浴は大いに結構ですが、その洗い方と、湯上がりにちょっとした工夫を用します。これについては後述します。

皮膚掻痒症は女性よりも男性に多く見られ、夏よりも、低温で空気の乾燥した冬に多く発生します。発症部位は、大腿や下腿、側腹部、腰部、背部が大部分で、一部分よりは広範囲に出現します。その部位は乾燥し、光沢がなく、米糠《こめぬか》のような鱗屑《りんせつ》(はがれて小さな鱗のように見える表皮の屑)がついています。ひどくなると細かにひび割れて、乾皮症を呈します。

高齢になるにつれて、当然ながら皮膚も老化します。脂腺で作られる皮脂の量が、加齢とともに低下し、体表を覆う表皮脂質量が少なく、皮膚の水分の保持能力が低下するのです。

この脂腺が多くて大きいのは顔と胸背部で、腰部と四肢では脂腺が小さく、数もまばらになります。特に下肢の前部ではこれが顕著なので、皮脂欠乏が起こりやすく、前述の鱗屑ができやすいのです。

掻痒感を引き起こすもの

痒みが起こると必然的に掻きたくなります。これは一種の神経反射ですから、睡眠中でも痒い箇所は無意識に掻いてしまいます。

痛みと痒みは兄弟のような存在で、触圧覚や温冷覚、深部感覚とともに体性感覚に属します。そして両方とも身体に対する侵害刺激です。しかし相異点があります。痛みは麻薬のモルヒネで抑制されるのに対して、痒みは逆にモルヒネで増強するのです。これはモルヒネがヒスタミンを遊離するからで、ヒスタミンこそが痒みの原因物質なのです。

掻痒感を引き起こすのは、機械的な刺激、熱刺激、化学刺激の三種です。マメ科に属するハッショウマメは、莢《さや》に生えている毛が皮膚に刺さると強烈な痒みを引き起こすことで知られています。これは毛が刺さった機械的刺激によるものではなく、毛の表面にある化学物質が痒みを生むのです。事実、熱処理をした毛を皮膚に刺しても、痒みは起こりません。毛についた化学物質が皮膚にある肥満細胞からヒスタミンを遊離させ、このヒスタミンが神経の末端に働いて、痒みが起こると考えられています。

痒みはまた、心理的に伝染しやすい感覚です。掻いている人を見ると、こちらも痒くなるのは誰もが経験しています。

皮膚掻痒症の治療法

この皮膚掻痒症の治療の第一は、何といっても生活指導です。特に入浴に気をつけなければなりません。痒みがあると、その部位をナイロンタオルで思い切りゴシゴシこするむきが多く見られます。これは禁物です。第一、入浴の際に背中をゴシゴシ洗うというのは、月に一、二回しか風呂にはいらなかった時代の話です。現在、たいていの人は毎日か一日おきに風呂にはいっているので、垢《あか》がたまるはずはありません。本当に「背中を流す」程度が一番よいのです。

ちなみに、顔をナイロンタオルでゴシゴシ洗う人はいません。顔はたいてい面《つら》の皮の厚い厚顔《こうがん》にできていて、他の部位の皮膚のほうがデリケートなのです。それなのに、顔は泡でそっと洗い、背中その他はゴシゴシというのは、本末転倒です。顔以上に、他の部位こそを大切にケアすべきなのです。

全身の痒みがとれずに困っているという患者さんが、時折私のクリニックに見えます。よく聞くと、入浴のたび、痒いところをナイロンタオルで力一杯こすると言います。そして入浴後は、バスタオルで身体を拭いて下着を着るという返事でした。これでは永遠に痒みが続きます。せっかく皮膚の細胞が芽を出しているのに、そこをタワシのようなナイロンタオルでこそぎ落とすのですから、皮膚の表皮細胞としては、たまったものではありません。せっかく表皮細胞が頑張っているのを、その主《あるじ》が蹴飛ばしているのです。

入浴中こうして傷ついた肌は、入浴後はバスタオルで水分を奪われてしまいます。こうなるともう、自らを修復する力もなくなるのです。痒いところは、そっとボディソープの泡で撫で、風呂から上がったあとは、素早くボディローションで患部に潤いを与え、修復力を促すのがコツです。

ついでに言えば、女性の方も風呂上がりには、丁寧に顔にローションを塗ったり、クリームをつけたりします。それなのに首から下は無頓着というのも、おかしな話です。弱いのはむしろ首から下なので、風呂から上がったらすぐ、そこにボディローションを塗るというのが正しい手入れの仕方です。ボディローションを塗るのは、皮膚が乾かないうちですから、三分以内でしょう。このボディローションはドラッグストアで売っている安価な品で充分です。

よく医師から処方された保湿クリームをジカに塗る人がいます。これも乾いた肌に直接塗っては吸収が悪くなります。安いボディローションで皮膚を潤わせてから塗るのが効果的です。さらに肌に直接触れる下着類は、化学繊維ではなく綿製品にすべきです。

要するに、痒いところは掻かない、入浴でもタオルでこすらない、風呂から上がったら、たっぷりのボディローションで潤いを、が原則です。

第十二章　ヘルス・リテラシー

健康の正しい知識と応用力

リテラシーは知識や能力、応用力を意味します。ヘルス・リテラシーは、健康についての正しい知識とその応用力と思っていただければ結構です。

世の中には情報が溢れかえっていて、真偽のほども見分けがつけにくくなっています。誤った情報に従って毎日の生活を続けると、痛いシッペ返しにあいます。正しい文字の読み方と書き方、足し算・引き算・かけ算・割り算と同じく、健康に関しても、基本的な知識を身につけておけば、健康寿命を何年も延ばせます。

これから、私のクリニックを訪れる患者さんの訴えや、患者さんがメンタル不調以外の身体の病気を呈した例を、思いつくままに述べます。一読すれば、健康に対する基本的な理解が進むこと請合いです。

ハーブとサプリメント

中年以降になると、ハーブやサプリメントを購入する人が増えます。何とかして健康を維持したいという悲願の表れでしょう。ハーブもサプリメントも、自然のもの由来という謳い文句がつけられ、たいていの人がそう信じています。漢方薬にも似たような信仰があり、生薬由来だからと、気を緩めがちです。

しかし副作用として肝障害を起こす割合は、通常の薬剤より、ハーブやサプリメントのほうが二倍高いのです。普通の薬の二パーセントに肝障害が起こるのに対して、ハーブとサプリメントは四パーセントです。安全だと信じて多く服用すれば、それだけ肝障害も増えます。特にネットで外国から購入されるサプリメントには、素性のはっきりしないのが含まれています。妄信は禁物です。

サプリメントについては、高価なものほど効くという思い込みが生じがちです。高価であればあるほど、激しい作用のある物質が含まれているはずで、それを多用すれば何らかの不都合が生じるのは当然です。安価なものであれば、ありきたりの成分でしょうし、害も少ないはずです。健康はサプリメントに頼るのではなく、あくまで摂取する食物が基本になるべきです。

靴は健康の必需品

靴も健康の一部かと思われる向きもあるでしょうが、靴こそは毎日世話になる必需品で、健康が大いに左右されます。ところが私たちは年を取るにつれて、靴はどうでもいい、あるものですます、という考えになりがちです。

靴の話になると必ず思い出すのが、須賀敦子の随想『ユルスナールの靴』です。この美しい小品は、須賀自身の自伝とユルスナールの伝記を幻灯のように重ね合わせた不思議な作品で、たびたび靴がとり上げられます。須賀自身の靴がぶかぶかだったのに比べ、旧制中学に通う叔父は立派な編み上げの革靴、父親は銀座で誂《あつら》えた革靴、そしてミッション・スクールでシスターたちがはいていたのは細身の黒い革靴であり、幼少時のユルスナールの黒いエナメルの靴が次々と対比されます。後にミラノで暮らすようになってから、イタリア人の友人に「どこかいい靴屋を知らないか」と尋ねたとき、友人は当惑するのです。靴は子供のときからいつも同じ所で誂えるから、靴を売っている店など知らないというのが返事でした。友人は裕福な貴族の家の出だったのです。

このように引用しただけで、人にとっての靴の重要性が浮かび上がってきます。少なくとも日本人にとって、靴こそは西洋の文化の先兵でした。それ以前の大方の日本人は裸足《はだし》か草鞋《わらじ》か草履か下駄で、完全な消耗品でした。その風潮は今でも根強く残っていて、一生ものの靴を買う人はあまりいません。色や形が気に入れば購入し、古くなれば簡単に捨てます。

とはいえ、靴が足にぴったりかどうかで、歩きも外出の楽しさも違ってきます。これは高齢になってからは、特に大切なのです。疲れやすさが全然違います。

靴選びをするとき、足幅だけを気にしがちです。それも大事ですが、最も重要なのは踵《かかと》です。踵をがっちり包み込んで固定して、幅もぴったりすれば申し分ありません。さらに足の甲がきちんと覆われるほうが歩きやすく、それには面倒でも紐靴が推奨されます。できれば、ソールが少し盛り上がって、土踏まずにぴったりしていたほうが、断然歩きやすくなりますし、疲れにくいのです。もちろん靴底は硬いものより、クッションがあったほうがお勧めです。従って、自分に合った靴のメーカーを見つけたら、そのメーカーで靴選びをしたほうが得策です。

私自身は、革靴は多少重くてもフランスのパラボーが足にちょうどよくフィットして、大いに愛用しています。スポーツシューズは、何といってもフィンランドのカルフが気に入っています。軽くて、どれだけ長く歩いても疲れません。旅行のときはこのカルフに限ります。

足の運びが鈍ってくる高齢者は、日頃からこのスポーツシューズをはくことが勧められます。着脱が多少面倒だとしても、そこはゆっくり時間をかけてはき、あとは軽快に歩けるからです。若々しい気分にもなれます。

耳鳴は高齢者の宿命

高齢の患者さんから頻繁に訴えられるのが、この耳鳴です。耳鳴は、実際にはしていない音が聞こえる現象で、わが国での有病率は人口の十五パーセントと言われています。そのうち本人が悩んでいるのは二割近く、患者数にして三、四百万人ですから、実にありふれた病気です。それなのに、根治させる治療法がほとんどないのが現状で、二〇一九年十月、朝日新聞出版で耳鳴についての講演会を開催したところ、受付に長蛇の列ができ、定員の三倍以上の応募があったそうです。

耳鳴の出方もさまざまです。雑音のようだと説明する人もあれば、音楽のように聞こえるという人もあります。片耳の場合もあれば、両側に聞こえる人もいます。多くが加齢による難聴や、騒音性難聴（大きな音のする環境に繰り返し耳をさらして生じる難聴）などの内耳性難聴に合併するため、内耳に原因があるとする末梢説がある一方で、ある小さな部位の脳梗塞のあとに、何年も悩まされた耳鳴がピタリと止まったという症例もあるため、中枢説も根強く残っています。

耳鳴は四十歳で三割、七十歳代で四割五分の人に生じるので、これはもう高齢者の宿命だと考えたほうが得策です。サプリメントなどを買い込んで抑え込もうとすると、よけい耳鳴が気になり出し、自分の感覚が耳鳴計になってしまいます。耳鳴があっても人生がストップするわけでもありません。耳鳴くらいで俺の人生が歪められてたまるか、という気概が大切です。但し、外耳道に耳垢がたまって難聴になっての耳鳴では、耳鼻咽喉《いんこう》科で耳垢除去をしてもらいましょう。

医学的には、耳鳴は体内に音源がある他覚的耳鳴と、体内に音源のない自覚的耳鳴に分類されます。他覚的耳鳴には、血管の微細な音を拾う血管性耳鳴と、筋肉が動く音を拾う筋性耳鳴に分けられます。前者は心拍と同調し、筋性耳鳴はカチカチと感じることが多いのです。これらは音源を検索することによって、何らかの対処法も見出せます。

難しいのは自覚的耳鳴で、これはもう中枢の神経障害に原因があります。

耳鳴の患者さんの九割以上に難聴が合併するので、耳鳴と難聴はコインの裏表です。難聴が内耳由来であれば末梢性耳鳴、中枢が原因の場合は中枢性耳鳴と診断されます。

一方で、耳鳴と睡眠障害の関連も重要で、重症の耳鳴には例外なく睡眠障害があり、軽症であっても三割の人に睡眠障害が見られます。つまり、耳鳴の患者さんを治療するには、まず睡眠をよくするのが第一と言えます。

加齢とともにめまいは増える

めまいの自覚症状も、加齢とともに増加します。一般人口では男性が一・四パーセント、女性が三パーセントです。これが七十五歳以上になると、男性で三・九パーセント、女性で五・五パーセントと急に増えます。

その種類は大きく分けて三通りあり、周囲のものが回って見える回転性めまい、不安定で気が遠くなる感じは浮動性めまい、平衡感覚が失われて倒れそうになり、くらくらするのはふらつきです。

自分が空間の中でどの位置にあるのかを認知する機能は、空間認知と呼ばれます。これには、視覚と、耳の中の前庭覚（内耳の中の耳石器によってもたらされる平衡感覚）、そして体性感覚という三つの入力が必要です。これがひとつでもズレると空間認知が破綻して、めまいが生じるのです。車酔いがよい例です。

加齢によって、視力が低下し、内耳の諸器官も感度が落ち、体性感覚も全身疾患の合併で障害を受けます。加えて、高齢者ではサルコペニアによって平衡維持が困難になって、めまいとふらつきが増えます。

耳鳴とめまい、難聴、悪心《おしん》、嘔吐を発作的に起こすメニエール病も、四十代から高齢にかけて起こしやすくなります。またふらつきから生じる転倒は、寝たきりの原因にもなり、めまいの治療は必須要件なのです。

多種のめまいのうち、特に多くの人が悩まされているのが、慢性で持続的に出現する持続性知覚性姿勢誘発めまいです。このめまいは知覚性というだけあって、立つときや体を動かしたとき、動いている物や複雑な模様を見たときに症状がひどくなります。治療には抗うつ薬である選択的セロトニン再取り込み阻害剤（ＳＳＲＩ）が有効であるものの、大切なのは内耳の前庭器官を鍛える前庭リハビリテーションです。これによって内耳の前庭機能の低下を防止できます。床の物を拾ったり、棚の上の物を取ったり、振り向いて頭位や体位を変えたりといった動作を繰り返し行います。寝た姿勢から立って目標に向かって歩いたり、不安定な床面を歩いてバランス感覚を磨くのです。

めまいとふらつきがあるからといって、じっと安静にしている人がいます。これは全くの逆効果で、起きるたびにめまいが起き、悪循環を呈します。早めに前庭リハビリテーションを開始しなければなりません。

もちろん、歩くことも立派なリハビリテーションです。立位を保持できますし、歩行そのものが前庭機能や抗重力筋（立ち上がりや、腕上げなど、地球の重力に対抗して働く筋肉）に対する、最も簡便なリハビリテーションになるからです。

このめまいがよく合併するのが、前述した片頭痛です。頭痛時に光がまぶしい、音がうるさい、臭いが気になる、脈打つような頭痛でついには吐き気を催して吐いてしまうといった症状があれば、片頭痛と言えます。めまいのリハビリテーションに際しては、この片頭痛の治療をまずしておくのが適当です。

片頭痛の特効薬はトリプタン製剤です。口の中で溶ける口腔内崩壊錠もあれば、注射、鼻からスプレーするものもあって、医師の指導下で手軽に治療ができます。予防薬としても、てんかんの薬であるバルプロ酸もあって、今では片頭痛何するものぞの時代になりました。

ドライマウス（口腔乾燥症）

口が乾いてどうにもならないという高齢の患者さんも、よく来診します。単なる口の渇きだから、水を飲めばよいではすまされない重要な問題を含んでいます。

このドライマウスとは、唾液の分泌量が減り、口腔《こうくう》内が乾燥している状態をさします。口渇や唾液のネバネバ感、口腔粘膜や口唇の乾燥、疼痛、味覚異常、ビスケットなどの乾いた食物を嚥下《えんげ》しにくいなどの症状を示します。その他にも、熱いものや辛いものが食べられない、会話がしにくいといった症状も出ます。食事中は楽になり、寝ている間にひどくなるというのも、ドライマウスの特徴です。

ひどくなると口の中が焼けるように痛い舌痛症にもなり、これはカンジダ症を合併していることが多く、赤い舌になります。口角炎も発症しやすく、これらはカンジダ症の治療薬が必須です。

ドライマウスの原因の六割から七割は、社会的ストレスか薬剤の副作用です。特に高齢者は多様な薬を服用しているので、見直しが必要になります。最も多いのがメンタル系の薬で、抗不安薬、抗うつ薬、抗精神病薬です。その他にも降圧薬、制吐薬、抗ヒスタミン薬、利尿薬、抗けいれん薬があります。

ドライマウスの一割から二割を占めるのがシェーグレン症候群です。これは自己免疫疾患で、唾液腺のみならず涙腺も障害するので、眼の乾きも生じます。唾液腺や涙腺に働きかけて分泌機能を促進する薬はあるものの、特効薬ではありません。

従って日常的な対症療法が肝腎になってきます。レモンや酢の物など唾液分泌を促す食品もよく、血圧が高くない人は梅干しも勧められます。逆に頻繁なうがいは逆効果です。口に残っている貴重な唾液を失うからです。その他にもヒアルロン酸を含んだ湿潤スプレーや湿潤ゲルなども安価で入手でき、口が乾いたとき気軽に使用できます。

最近注目されているのが、うまみ刺激によって唾液腺を刺激して、唾液の分泌量を増やす方法です。うまみですから、いくら味わっても不快にもなりません。実際は、こぶ茶を薄めたものを、日に十回ほど口に含んで充分に味わって飲み下せばよいだけです。食事中の飲み物も、休憩中の飲み物も、薄めたこぶ茶にすれば、水分補給にもなって、一石二鳥です。日頃から薄めたこぶ茶を小さい水筒に入れて持ち歩けば、外出先でも口に含み、口渇を潤すとともに、ドライマウスも治すことができます。

脱水症に弱い子供と高齢者

高齢になるに従って起こしやすいのが脱水症です。これは夏に限らず、一年中発症します。かつて高齢者の多い病棟を担当していた頃、患者さんが外泊をして帰院してくるたびに、微熱を伴っていることがよくありました。唇も舌もカラカラに乾き切っているので、脱水だとすぐ分かります。そうです、病棟では看護師がこまめに水分補給をしますが、家では放っておかれるのがしばしばで、患者さんも自分からは水を欲しがらず、脱水傾向になってしまいがちなのです。

人の身体のほとんどは水でできています。体重比でいくと、子供は七割、成人は六割、高齢者になると五割は水なのです。水分は血液として体内を巡って栄養素を運び、老廃物を排泄します。若さのバロメーターでもあります。この水分含有液が多いのは、脳と筋肉と胃腸の中です。脳は八、九割が水分で、筋肉も八割は水分ですし、胃腸の内腔には腸液が常時七、八リットルたまっています。ですから、体内の水分がわずか二、三パーセント減っても脱水症状が起こるのです。

脱水に弱いのは子供と高齢者です。子供は呼気や皮膚からの蒸発が大人の三倍あるうえに、水分摂取を忘れて遊びに夢中になりがちなので、脱水になりやすいのです。一方の高齢者は、そもそも水分が減っていてひからびています。成人の八割くらいしか水分がないのです。そのうえ、水のタンクというべき筋肉の量も減少しています。喉が渇いても察知しにくいので脱水になりやすくできています。三度三度の食事でも水分は大半摂れるのに、食事の量も減っており、おしっこに行くのが面倒なので、水分を控えるという行動様式もあります。特に寝る前の水分摂取を控えていると、寝る前と起きるときでは一・五リットルの水分が消えているため、朝は脱水状態になっていることが多いのです。

脱水になると、まず脳が弱り集中力が低下して、せん妄が起こりやすくなります。筋肉では、痛みや吊り、けいれんが起こります。唾の出方も減り、手足が冷たくなり、皮膚がかさかさして張りがなくなります。皮膚をつまみ上げても、戻るのに二、三秒かかるのです。唇も乾き、口の中も乾いていると、口からの細菌やウィルスがはいって来やすくなります。口内の水分が防禦壁になっているからです。

脱水の予防としては、まず三度の食事をきちんと摂ることです。一日に必要な水分の半分は食事から摂っているのです。朝の一杯の水も有益で、これによってひからびた胃腸も動き出して、食欲の呼び水になります。休息時間に一杯のお茶、コーヒーや紅茶、ジュースを飲むのもいいでしょう。

注意しなければならないのは、アルコールの摂取です。アルコールは脱水食と考えてよく、特にビールは利尿作用があるので脱水になりやすいのです。一リットルのビールを飲めば、一・一リットルの水分が失われます。つまみを摂らない酒もよくなく、あくまで食事をしながらのお酒が推奨されます。二日酔いも、もとはと言えば、脱水症状なのです。

熱中症

高齢者がかかりやすいのが熱中症です。高温多湿の環境では、すぐ起こりやすく、これまた迅速な対応を周囲の人がとらなければなりません。顔が火照《ほて》って、暑いのに汗が出ず、体温が上がり、ぐったりしてきたら、これはもう熱中症です。すぐさま涼しい所に運び、服を緩めて呼吸を楽にしてあげ、アイスノンがあれば、首筋と腋の下、太腿のつけねに当てて冷やします。水が飲める状態であれば、飲ませます。無理に飲ませては危険です。

熱中症の予防は、こまめな水分補給です。高齢になると、喉の渇きにも鈍感になるので、渇きがなくても飲む必要があります。

最近は異常気象で、高温多湿の状態が夜でも続きます。夕涼みという言葉も死語になりつつあり、縁側にいるだけで、もう熱中症です。団扇《うちわ》であおいでも、熱風が顔に当たるだけで、腕がくたびれるばかりになりました。携帯の小型扇風機が流行するのも当然です。夜になっても電気代は惜しまず、クーラーをつけるべきです。熱中症が室内でも起こる事件がよく報道されます。命は、電気代よりも尊しです。

窒息と誤嚥

これもまた高齢者によく起こりがちな病態です。窒息しなくても、誤嚥《ごえん》はよく起こり、誤嚥性肺炎に結びつきます。

老人会の会食で、誰かが喉に何かを詰まらせる事態は皆無ではありません。そうなった場合、急に声を出さなくなり、苦しがり、顔が青くなり、ガクンとうなだれます。こうなるとすかさず、気づいた人が腹部を強く押して、喉に詰まった物を吐き出させなくてはなりません。

一番効果的な方法は、背後から羽交いじめにするように腹に両手を回し、臍《へそ》のあたりにこぶしをあて、一方の手でそのこぶしを包み込んで、思い切り手前に突き上げるのです。

一回で駄目なら二回、三回、四回と繰り返します。これとは反対に、背中を叩く方法もあります。うつむかせて、片手で顎《あご》を支え、もう一方の手で肩甲骨の間を強く五回以上叩くのです。

手近な所に掃除機があれば、持ってきて、吸入口を口に当て、スイッチを入れても、喉の中の物はズボッと出てきます。

小柄な人なら、二人がかりで抱き上げて、頭を下にしても詰まったものは出やすくなります。子供ならこのやり方が一番です。ともかく一刻を争う処置が必要です。

誤嚥を防ぐには、第三章で述べたように、いつも大きな声を出すことです。カラオケもいいし、新聞記事の音読も勧められます。日頃から物言わぬ人ほど誤嚥の危険性が高いのです。

ちなみに私自身の誤嚥予防は、前にちょっと触れたように家内と行く月一回のカラオケ通いです。子供時代に父親が歌っていた「人生の並木道」や「誰か故郷を思わざる」「白い花の咲く頃」「上海帰りのリル」から演歌の「雪國」「ヘッドライト」、さらには「あずさ2号」「群青」「さすらい」「中の島ブルース」を、下手ながら歌います。ついでに外国語の練習を兼ねて、「釜山港へ帰れ」「雪が降る」「枯葉」と続き、「グリーンスリーブズ」「思い出のグリーングラス」に到ります。最後にとっておくデュエット曲は二曲、「旅の夜風」と「愛の奇跡」です。これらは楽しみであると同時に、誤嚥予防のリハビリにしています。

多様な症状の亜鉛欠乏症

高齢者に、人知れずそっと忍び入って悪さをするのが亜鉛欠乏症です。

亜鉛は必須微量元素で、必要とされる一日量はわずか十ミリグラム前後です。この微量な亜鉛が、三百種以上の酵素を活性化するのに用いられ、蛋白質合成にも不可欠なのです。

食事中の亜鉛は主に十二指腸と空腸で吸収されて、膵液《すいえき》や胆汁分泌を通じて便から排泄されます。

亜鉛欠乏をきたす要因は、高齢になっての少食、慢性の肝炎や腸炎を持つ人での吸収不全、糖尿病や腎疾患による排泄増加があげられます。

特に高齢者はさまざまな薬を服用しているので、その副作用として亜鉛欠乏症が生じます。最も頻度が多く出現する症状が、味覚異常です。関節リウマチ、パーキンソン病、糖尿病、甲状腺機能亢進症、痛風、抗生物質、てんかんなどの薬を飲んでいて、味覚異常が生じた場合、亜鉛欠乏症を疑ってみる必要があります。

味覚障害だけでなく、先に述べた舌痛症や舌と口腔咽頭《いんとう》の症状としても出現します。舌がヒリヒリ、ピリピリしたり、火傷《やけど》のような痛みを感じたり、口の中がガサガサ、ザラザラしたり、ゴムを噛むような感覚があったり、飲み込みにくかったり、何か喉から上がってくるような感覚がしたりするので、症状は多彩です。

その他にも食欲減退、持続反復性の下痢、嗅覚障害としても症状が出ます。

皮膚症状も多様です。前述した老人性皮膚掻痒《そうよう》症や、皮膚が薄くなる症状、表皮内出血、水疱、爪の異常や、てのひらの角化症、尋常性乾癬《かんせん》（肘や膝、頭部にできる鱗屑《りんせつ》を生じる慢性の皮膚病）などが生じます。また口角炎や痛みを伴う口内炎なども呈しやすく、繰り返すようであれば、亜鉛欠乏症を疑わなければなりません。

高齢者で寝たきりになった場合、床ずれ、つまり褥瘡《じょくそう》が生じやすくなります。食事摂取量が少ないので、亜鉛も不足し、皮膚の形成が阻害されてしまうのです。こうなると局所だけを手当しても治りにくく、全身投与で亜鉛入りの薬剤を服用させなければなりません。

亜鉛は、食品加工の過程で失われやすく、加工食品やインスタント食品に偏った食生活をしていると不足がちになります。

亜鉛欠乏症が疑われると、血清の亜鉛濃度を測定します。ところが亜鉛濃度は日内変動が激しく、午後から徐々に低下していきます。採血をしてもらうなら、朝に絶食して行けば判定がしやすくなります。

いったん亜鉛不足に陥ると、もはや食品から摂取するのでは追いつきません。体内に銅が蓄積するウィルソン病の治療に使われる薬によって、確実に症状は改善していきます。亜鉛を含んでいる胃潰瘍の薬も亜鉛不足を補ってくれますが、即効性はありません。従ってその服用期間はさまざまで、数週から数ヵ月、あるいは年余にわたるので、効かないといってすぐに断薬しないことです。

亜鉛欠乏症は、成人の二割から三割に生じているという調査もあり、決して稀《まれ》な疾患ではないのです。

この亜鉛の力については、二、三年前に強烈な体験をしました。もう三十年来、私は糠《ぬか》漬《づけ》を管理しています。瓶の中にはいっている糠床には、多量の胡椒を入れています。毎日混ぜているうちに右手が荒れ、どんなハンドクリームをつけても治りませんでした。

それを見かねたのが、初めて来日して我が家に滞在してくれたフランス人のパトリックとマリ夫妻です。パトリックがこれが効くと言って、くれたのが使いかけのクリームでした。効果はてきめんで、二、三日後には治り、以来、糠床を混ぜて手を洗ったあとは、塗るようにしています。このクリームには亜鉛がはいっていました。同様のクリームは日本のドラッグストアにはなく、ネットで購入したり、パトリックから送ってもらったりして、今でも重宝しています。

高齢者は、帰還した宇宙飛行士なみ

長期にわたって宇宙船に滞在した宇宙飛行士が、地球に帰還したときの映像は誰でも知っているはずです。赤ん坊のように容器に入れられて運ばれる光景は、もはや見慣れたものになりました。無重力空間で長く生活していると、筋肉をさして使わずにすむので、筋力が退化してしまうのです。筋肉だけでなく、心臓や血管も緩んでしまうことが分かっています。

つまり、宇宙飛行士はベッドレスト（いつも横になっている状態）にあるという点で、動きのない高齢者のよいモデルにもなるのです。

これまでに判明しているリスクは、骨格筋の萎縮の他に関節拘縮《こうしゅく》、骨粗鬆《こつそしょう》症《しょう》、尿路結石、循環血流量の低下です。このため、宇宙飛行士は飛行船の中で、遠心力などで人工重力を発生させる装置や、下肢に運動負荷をかける装置を用いる運動をしなければなりません。

これは高齢者にもそのまま適用できます。ベッドレストの時間が長ければ長いほど、健康度は低下していきます。例えば、三週間ベッドレストをさせた被験者の心肺機能を、その直後に測定します。これをその人の三十年後の通常の心肺機能と比較すると、なんとベッドレスト直後の数値のほうが低かったのです。

このようにベッドレストは、人を何十年も老けさせた状態にするのです。今日では、術後もなるべくその日から立ってトイレに行かせます。そのほうが全身の回復が早く、手術創の治りも早いことが分かっているからです。

東日本大震災の被災地に建てられた仮設住宅に住む被災者は、運動が滞りがちです。その結果、血圧が不安定になるという調査もあります。宇宙飛行士もそうで、就寝時に比べて睡眠中に大きく血圧が下がったり、逆に上がったりするといいます。前者では起立性高血圧が生じ、脳血管障害のリスクが高まります。後者では起立性低血圧が生じやすく、転倒の原因にもなります。

ともかく高齢者は、地上で宇宙飛行士の生活にならないように、まめに動き回ることです。

痛風の予防法

最近、私たち精神科医の勉強会の主宰者であるI先生が痛風発作に見舞われ、死ぬ思いをした体験を披露し、聞いていた一同、大いに納得しました。

I先生は精神科病院の理事長なので、週に数回は会合があり、飲む機会が多いのです。前夜久しぶりに会った同期生と大いに飲み、翌日はみんなでゴルフをして、帰宅した夜、右の拇指《ぼし》に激痛が走り、動けなくなりました。トイレにも泣き泣き這って行き、三日ほど動けなかったそうです。I先生にとって、もちろん初めての発作で、医学書で痛いとは知っていたが、それ以上の想像を超える痛さだったそうです。

この痛風で悩む人は日本に百万人はいると言われます。まずこれはほぼ男性の病気です。痛風が出るのは三十歳以上で、食事が不規則で外食が多く、アルコールやジュースを飲み、肥満体で甘い物好きの人たちです。家族に痛風がある人がいれば、要注意です。風が当たっても痛い痛風が出る部位は、七割が足の片方の拇指の付け根であり、その他に足の踵や甲にも出ます。血液中の尿酸値が高い状態（高尿酸血症）が続くと関節の中に尿酸の塊ができ、はがれたところを白血球が攻撃するため、腫れ上がって激痛が走るのです。

この痛風予備軍は一千万人いると言われているので、これまた国民病です。I先生は決して例外ではなかったのです。日頃から痛風準備状態にあり、ゴルフで肉体を使い、そのあとビールを飲んだのが最後の引き金になったのでしょう。

痛風の危険性の有無は、通常の血液検査で分かります。尿酸値が七・〇を超え、八・〇に近づき、体重も増えてきたら要注意です。もしそうなったときは、生活の改善をする必要があります。

まずは食事です。尿酸の原料になるのはプリン体という細胞核に含まれている物質です。ですから細胞数の多い食物には気をつけるべきです。タラコや白子など、魚卵は駄目です。逆に普通の鶏卵は、ひとつの細胞でできているので、何個食べても大丈夫です。レバーなどの内臓系も要注意になります。

アルコールは、それ自体、尿酸値を上げる性質を持っているので気をつけるべきで、ビールはいけません。適度の日本酒やワインはよく、焼酎《しょうちゅう》やウィスキーも、目くじらをたてるほどではありません。アルコールを避けようとして、ジュースなどのソフトドリンクを飲むと、尿酸値は上がります。逆に低脂肪のヨーグルトやブラックコーヒー、ビタミンCなどは、尿酸値を下げてくれます。I先生も、勉強会のあとの食事会では、今では焼酎の水割りかロックです。食べ物で尿酸値を下げてくれるのは、きのこ類です。運動によって筋肉量を増やしておくのも、痛風予防になります。

高尿酸血症を放っておくと、合併症が生じます。尿路結石や痛風腎の他、高血圧や糖尿病にもつながり、日本人の死因第二位の心筋梗塞（心疾患）や、第四位の脳梗塞（脳血管疾患）にも発展します。まさしく痛風は、生活習慣を改善するにあたっての〝痛棒〟なのです。

高齢者の国民病、高血圧

加齢に伴う一般的な病気としては、高血圧がその冠たるものでしょう。六十歳以上だと六割が高血圧になり、七十歳以上になると男性では何と八割、女性では七割が高血圧になるので、これこそ高齢者の国民病と言っても過言ではありません。

高血圧の基準は、収縮期血圧で百四十以上、拡張期血圧で九十以上を指します。理想的なのは、家庭での最高血圧が百二十以下です。

血圧が高くなって障害が起こりやすい器官は、脳と心臓、腎臓です。これらの重要な器官は、低血圧には滅法強いのですが、高血圧になると悲鳴を上げます。収縮期血圧百四十以上が続くと、脳卒中は三倍、腎不全は男性で八倍、女性でも三倍に増えるのです。

血圧を測るのに、最も信頼できるのは、起床後、排尿をすませてから測る血圧です。上が百三十五以上、下が八十五以上だと、もはや高血圧です。椅子に坐って一分から三分間安静にしたあと、カフ（腕帯）を腕に巻いて心臓の高さに保って測定します。

血圧の大敵は塩分です。余分な塩分は主として腎臓が排出します。あまりに塩分が多くなると、血圧を上げて絞り出すようにして排出するので、腎臓こそ最後の番人なのです。

それではいったい、一日に何グラムの塩分を摂ればいいのでしょうか。ＷＨＯが推奨するのは一日五グラムです。これより低く二グラムから三グラムでも構いません。世界にはわずか一日一グラムの塩分しか摂取しない民族もいるそうです。きっと岩塩もない山の中で暮らす民でしょう。ちなみに母親が赤ん坊に与える母乳は、ほとんど塩分を含みません。

ところが現在、日本人は平均十グラムほどの塩分を取り込んでいます。これを八から七グラムに減らすのが、わが国の目標です。

余分な塩分がどこから摂取されるかといえば、六割から七割は加工食品からです。外食ばかりしたり、加工品ばかり食べていると、確実に塩分摂取量が増え、血圧が上がります。食品には必ず栄養成分表示が記されているので、それを参考にするといいのです。ナトリウムの量を二・五倍にすると食塩量が出ます。例えばナトリウムが二グラムと表示されていれば、五グラムの食塩になります。

英国で二〇〇六年、パンに含まれる食塩の量を減らすことが法律で決められました。すぐに減塩すると国民に気づかれ、不評を買うので、十年かけて二割から四割減らしたのです。するとどうでしょう、何と脳卒中と心臓病での死亡率が四割も減ったのです。

日本には高血圧の人が四千万人いて、その半数が治療を受けていると言われています。治療がきちんと行われているのは、そのまた半分以下の八百万人です。それくらい治療が長続きしていないのが現状です。高血圧の薬にも副作用はもちろんあります。とはいえ、一生飲み続けるべき薬なので、安全性は高くなっています。どのタイプの薬が相性がいいのか確かめ、また副作用が出れば、種類を変えての服薬をしなければなりません。主治医と日頃からよく相談しておく必要があります。

収縮期血圧と拡張期血圧の差が大きい人がいます。四十から五十は正常であり、これが六十以上になっていれば、動脈硬化が進んでいる証拠です。全身の血管のどこかに、ひどい動脈硬化が生じていないか、検査をしてもらうべきでしょう。

ともかく高血圧は、サイレント・キラー、沈黙の殺人者と言われているくらいですから、自分の血圧を知っておくのも、大切な老活のひとつです。

帯状疱疹はあなどれない

帯状《たいじょう》疱疹《ほうしん》も、高齢者にとっては稀な病気ではありません。特に七十歳以上では重症化しやすいので注意を怠ってはいけません。

帯状疱疹は、水痘ウィルスによる感染症です。私たちのほとんどすべて、九割の人が子供の頃に水疱瘡にかかり、なかには知らないうちにかかる人もいます。そのウィルスが神経根に残って、抵抗力が弱ったときに発症します。五十歳以上で、ストレスや疲労で免疫力が低下すると発症しやすい傾向があります。八十歳までに三人にひとりが罹患すると言われているので他人事ではありません。

症状は、まず虫刺されよりも痛い疼痛です。少し遅れて浮腫性の発疹が出、小水疱に変わり、膿疱《のうほう》になり、これが破れて潰瘍《かいよう》ができ、最後にはかさぶたができて治ります。全経過十九日前後ですが、高齢になるほど長くなり、後遺症として激しい痛みが残ります。

皮疹の発現部位は体幹の他、顔や頭にも出て、必ず体の左右どちらかで、不思議なことに左側に出やすいのです。水疱は、ウィルス性の特徴として中央が少し凹んでいます。

恐ろしいのは重症化と合併症で、眼科で言えば結膜炎や角膜炎、ぶどう膜炎、網膜炎の合併症として生じ、特に鼻に皮疹が見られたときは要注意です。他にも耳鼻科の症状としては、耳鳴やめまい、難聴も呈しますし、顔面神経麻痺が生じることもあります。

治療は何と言っても、早期に発見して三日以内に抗ウィルス薬を投与することです。重症化すれば、入院して抗ウィルス薬の点滴をしなければなりません。治療が遅れるほど、後遺症として痛みが残ります。痛みがあって発疹があれば、帯状疱疹を真っ先に疑うべきでしょう。頭髪の中にできると見逃しがちです。

帯状疱疹のウィルスは、知覚神経節に巣食っていて、いつでも勢いを増して何度でも病気を起こします。いわゆる繰り返す病気ですが、最近では帯状疱疹のワクチン接種ができるようになりました。ちょうど高齢者向けに、定期接種化された肺炎球菌ワクチンと同じです。ぜひ、皮膚科や内科の先生に相談するといいでしょう。

痔疾も国民病

中年以降のやっかいな病気のひとつに痔疾《じしつ》があります。いわゆる〝痔主〟になると、日々の暮らしがうっとうしくなり、常に渋顔で気分も晴れません。国民の三分の一が悩んでいるそうなので、これも国民病です。

どんな人がなりやすいかと言うと、第一は便秘や下痢のある人です。便秘があると、排便時に肛門を傷つけますし、下痢も不消化物によって肛門の壁に傷ができます。第二は職業柄、机に向かって長く坐っている人で、肛門の血流が少なくなり、肛門に栄養が行き渡りにくくなります。冷え症の人も同様です。女性では、妊娠と出産をきっかけに、痔ができやすくなります。これは重い物をよく担ぐ人と同じく、腹圧がかかり、肛門に負担が生じて傷がつくからです。

痔の種類は三つで、いぼ痔と切れ痔と痔瘻《じろう》です。最も多いのはいぼ痔で患者の半分を占めます。肛門の奥にできて、痛みはありません。いぼが破れると出血があって気づきます。大量の出血の場合は、本人がびっくりするくらいで、このために貧血にもなります。治療は注射をしていぼを硬くするか、手術できつく縛って切除するかです。もちろん日帰りでできます。治療のあとも、アルコールや刺激物の摂取は避け、便秘をしないようにしなければなりません。

切れ痔は、どちらかと言えば二十代から四十代の女性に多く、排便時や排便後も痛みがあります。この切れ痔は肛門が固く締まり過ぎているためで、便も細くなっています。この状態で便秘をすると、必然的に排便時に肛門が傷ついて切れ痔になるのです。但し六十五歳以上になると、肛門の括約筋が緩むので切れ痔は少なくなります。

予防には、便秘が禁物で、排便を我慢してはいけません。排便後の温水洗浄も有効で、入浴や坐浴で肛門周囲の血流を増やすのも推奨されます。それでもおさまらなければ、軟膏を塗布してもよく、括約筋にメスで切れ目を入れて緩める手術もあります。局所麻酔をするので痛みは感じません。

やっかいなのは痔瘻です。こちらは下痢する男性に多く、女性の約五倍の頻度です。肛門壁の小さな凹みに便がたまり、化膿して、外に出すためにトンネルが形成され、ついには肛門周囲に穴が開くのです。穴が開口する前に熱が出、痛みがあり、穴が開くと排膿されて、痛みがなくなり、熱も下がります。こうなるともう、自然治癒はありません。治療しなければ、孔《あな》から膿《うみ》が出て、悪臭を放ちます。

手術は、痔瘻をくり抜くか、括約筋を切って切開開放するか、孔にゴムを入れて縛り、その力で少しずつ括約筋を切っていく方法があります。

いずれにしても、日頃から暴飲暴食による下痢を避け、快食快便の日々の生活が痔の予防につながります。

肝炎と肝癌

二人にひとりは生涯で癌になり、年間三人にひとりは癌で死ぬ時代になりました。老活する身にとって、癌は無縁ではありません。

アルコール性肝炎については第八章で述べたアルコールの害のひとつなので、ここでは非アルコール性肝炎について述べます。なぜなら女性の五十歳以上に出やすく、運動不足と肥満、過食が原因で起こる脂肪肝に、源を発するからです。筋肉減少のサルコペニアや糖尿病、高血圧にも関連します。アルコールやジュース、甘い物の過剰な摂取も影響します。

非アルコール性肝炎が進行すると肝癌に発展します。一割がこの非アルコール性肝炎に起因し、残りの九割はB型肝炎とC型肝炎が原因です。

一般に肝癌そのものは年間四万人が発症し、女性よりも男性優位で、五十歳から増えて八十歳でピークに達します。死亡は年間三万人ですから、予後は決してよくはないのです。無症状で進行するので、定期的に検査する必要があります。

検査結果で大切なのは、ASTとALT、γGTP、そして総コレステロールです。γGTPが上がるのはアルコール性肝炎、ASTとALTが上がれば慢性肝炎が疑われます。

特に、ASTよりALTが高値で、総コレステロールが高ければ、慢性肝炎か脂肪肝です。

現在百万人以上が感染しているB型肝炎は、自覚症状がありません。疲れやすく、吐血し、黄疸が出たときは手遅れなので、定期的な肝炎ウィルスの検査が重要になります。かつては母子感染でした。現在では性交渉やピアスの穴開け、剃刀《かみそり》の使い回し、タトゥーの器具が感染源です。感染していると分かれば抗ウィルス剤の投与によって治療が可能で、九十パーセントに効果が出ます。これはウィルスを排除するのではなく、抑制するだけなので、十年以上長く服用しなければなりません。二〇一六年以降は乳児へのワクチン接種が可能になりました。

C型肝炎も、現在二百万人前後が感染していると見積もられています。しかし気がついていない人が多く、有病者の五分の一の人しか受診していません。放置すれば肝癌に発展するので、やはり検査を要します。原因は、一九九四年以前は輸血が主要因でした。現在は医療器具やタトゥーの針、ピアスの穴開けでの感染が大部分です。

治療は抗ウィルス剤で、かつてのインターフェロンによる治療と違い、副作用も少なく、二ヵ月から八ヵ月の服用で、九十五パーセントの確率でウィルスを排除できます。医療費には補助制度があるので、月に二万円以下の自己負担ですみます。

大腸癌は加齢とともに増える

大腸癌は食生活の欧米化とともに増加している癌で、癌で死亡した人のうち女性では死因の第一位、男女では第二位を占め、加齢とともに罹患率が増えます。

大腸は直径が五センチから七センチの管で、長さは一・五メートルから二メートルです。役目は主として水分と塩分の吸収です。小腸から続いている大腸を結腸と言い、横行結腸から下行結腸、S字結腸になり、直腸に続きます。このうち結腸の最初の上行結腸の癌は遺伝性のものが大部分で、大腸癌の三分の二は、食物残渣《ざんさ》が一時留まるS字結腸と直腸に生じます。

大腸癌は、自覚症状が乏しいのが特徴です。しかし下痢や便秘の繰り返しや残便感、そして血便があれば、すぐに大腸検査を受けるべきでしょう。

大腸の内視鏡検査では、よくポリープが見つかります。これは大腸のイボと言うべき腺腫で癌化しやすく、一センチ以上のものは二、三割が癌化するので、切除します。表面の形や色が不自然なポリープは五ミリでも切除するのが普通です。

大腸癌の予防としては、このポリープの切除が有効です。家族に大腸癌にかかった人がいるなら、特に定期的な検診を受けておくと予防可能です。

その他の危険因子は、糖尿病と肥満、喫煙、そして大酒です。運動も予防効果があり、発癌を四割から五割減らせると言われています。食事では加工肉や赤肉はよくなく、カルシウムに富んだ鰯《いわし》やブロッコリー、野菜がよいとされています。

膵炎と膵臓癌をもたらすアルコール

膵臓《すいぞう》の病気も、激症になるまで沈黙しているのが特徴です。膵臓は胃の後方にあって、長さが十センチから十五センチ、厚さが二センチほどの臓器で、役目は二つあります。ひとつは脂質を分解する酵素を出し、もうひとつは血糖値を調節するインスリンやグルカゴンを分泌します。

膵臓の病気には、急性膵炎と慢性膵炎、膵臓癌があります。こうした病気に陥らせる最大の要因は、何と言ってもアルコールです。アルコールは膵臓を酷使し、最後には傷つけてしまいます。その次が間食の多さや、油物の多い食事です。これがあると膵臓は休む暇がありません。運動不足や睡眠不足、不規則な生活、ストレスもよくありません。コレステロールが高値の人、糖尿病を持つ人も、膵臓の病気への近道を辿っていると考えていいでしょう。

まず、年間六万人がかかるという急性膵炎です。そのうち一割は死の転帰をとるので恐ろしい病気です。毎日酒を飲み、朝飯も食べず、昼食は油っこい物を食べ、夕食は食べずに酒だけ飲み、毎晩のように宴会という生活をしていれば、必ずやγGTPの値が上がっているはずです。そんなとき急にみぞおちあたりが痛くなり、背中までも痛み、吐き気も出れば、もう急性膵炎です。この痛みは七転八倒というにふさわしいほどの痛みです。

男性ではこのように大部分が飲酒由来です。女性ではこの急性膵炎が胆石で起こることも稀ではありません。膵管が詰まって膵液が逆流し、周囲の組織を溶かすので、これも七転八倒の痛みが出ます。

治療は緊急入院して、安静を保ち、飲まず食わずで、点滴だけで三ヵ月か半年を過ごします。九割は助かりますが、退院してまた元の生活をすれば元の木阿弥になって、今度は死んでいく一割の中にはいるかもしれません。

慢性膵炎も、十年以上毎日大量に飲酒していると起こりやすい病気です。少しずつ膵臓の細胞が壊れていき、膵液が減るので油ものが消化できなくなり、下痢になります。栄養が摂れなくなり、痩せてきます。もちろんみぞおちと背中に痛みが出ます。糖尿病にもなります。

男女とも六割がアルコールによるものですから、治療はまず断酒して、生活習慣の改善です。内視鏡で膵管を広げ、インスリン投与も受けます。下痢に対しては止痢剤《しりざい》（下痢止め）を服用します。慢性膵炎になると、もはや完治がなく、しかも膵臓癌になる確率が四倍になるので、定期的な検査が必要です。

そしてこの膵臓癌は、肺癌、大腸癌、胃癌についで、第四位に多い癌になりました。一年間に三万人以上がかかり、これは十年前に比べて四割増しになっています。増えた要因は、食生活の変化と不規則な生活が増えたからでしょう。膵臓癌は早期発見が困難なうえに、外科手術が難しく、切除できるのは三割に過ぎません。発見されたときには、既に他に転移していることが多く、手術しても、七割から九割は五年以内に死亡します。

とはいえ、人間ドックで一センチ以下の癌巣を見つけることができれば、予後は格段によくなります。超音波検査で、膵管が拡張しているのが見つかれば、膵癌を疑って徹底的に検査すべきです。

また日頃、糖尿病でない人が、急に尿に糖が出たり、ヘモグロビンA1cが急激に上昇したり、生化学検査でアミラーゼが高値になったときなども、膵臓癌の危険信号と見なすべきです。
膵臓を守るには何よりも正しい食生活と規則的な生活が大切なのです。

甲状腺の病気

甲状腺は喉仏の下にある蝶ネクタイのような形をした五センチ×四センチの器官で、甲状腺ホルモンを分泌します。この働きが昂進するのが、二十歳から四十歳代に多いバセドウ病です。交感神経が常にオンになっている状態になり、さまざまな症状が出ます。動悸、頻脈、息切れ、口渇、下痢、微熱、火照り、発汗、手の震え、気分のイライラ、筋力低下、疲れやすさなどです。よく食べているのに痩せてくるのも特徴です。四割近くの人に特有の眼の症状が出ます。眼がパッチリ開き、出眼つまり突眼が生じ、ものが二重に見える複視が起こってきます。こういう症状があれば、血液検査ですぐにホルモン異常が見つかります。あとは、癌があれば手術で切除したり、抗甲状腺薬の内服で治療すればよいのです。

もうひとつ中年を過ぎてから多く見られるのが、慢性炎症である橋本病で、その九割はバセドウ病と反対に甲状腺機能が低下します。自己免疫疾患であり、リンパ球が自分の甲状腺を攻撃して、小さく萎縮させてしまうのです。

症状は、全身のだるさや便秘、脱毛、悪寒、むくみ、乾燥肌などに加えて、抑うつ症状も出ます。更年期障害と重なる症状もあって、その見分けは、甲状腺刺激ホルモンTSHの高値で容易です。悪性リンパ腫が合併することもあります。

治療は甲状腺ホルモンの投与ですから、早く見つけるに越したことはありません。

その他の感染症、インフルエンザ、ノロウィルス感染

感染症でよく見られるのがインフルエンザです。子供と高齢者で重症化するので、まずはインフルエンザ・ワクチンで重症化を防ぐことが肝腎です。これは肺炎も同様で、肺炎ワクチンを接種しておけば重症化しにくくなります。

逆にワクチンがないのがノロウィルス感染です。冬に多く、生の二枚貝の生食で起こり、激しい嘔吐と下痢に見舞われます。これも二、三日で治るのが普通です。高齢者や幼児では重症化して危険ですから、牡蠣《かき》の生食は気をつけ、加熱しておくと安心です。吐いた物や下痢物から二次感染しやすく、ドアのノブ、トイレの蓋にウィルスがつき、口からはいります。手洗いが大切なのは言うまでもありません。吐瀉《としゃ》物を扱うときは、ナイロンの手袋をして、丁重に掃除をしなくてはいけません。掃除機はウィルスがフィルターを抜ける

ので禁物です。治療上、薬はないので、ともかく脱水を防がなくてはなりません。重症になれば補液も欠かせません。

カンピロバクターによる食中毒も注意が必要です。この菌は、動物の腸管に住んでいて、生レバーや生肉を食べると胃にはいり、血便をきたし、神経の麻痺症状を惹起します。

結核も、昔の病気ではありません。高齢になると、若い頃に感染して眠っていた結核菌が活性化しやすくなります。微熱がひと月も続き、咳も止まらなければ、血液検査をし、レントゲン写真を撮り、痰《たん》の検査をしてもらいましょう。空気感染で子供や若者に感染させては申し訳が立ちません。何よりも早期発見が大切で、発症が分かれば、薬剤によって完治可能です。

水回りにいるのがレジオネラ菌です。温泉やプール、水たまりや排出溝、土埃の中にいる菌を吸い込むと発症します。痰や喉から菌を検出したあとは、遺伝子を調べて、有効な抗菌薬によって退治できます。

以上、高齢になるにつれて遭遇する病気その他について述べました。頭の隅にでも留めておくと、日常の生活がやりやすくなるはずです。

第十三章　入浴とふさわしい住まいの工夫

一日二回の極楽浄土のための注意

白状すれば、私は一日に二回、朝と夕方に風呂にはいります。この習慣をもう三十年以上続けているので、風呂好きであるのは間違いないです。朝風呂では髪を洗い、髭を剃ります。夕風呂では一日の疲れを洗い流し、パジャマに着替えてくつろぐのです。二回も入浴するので、石けんは泡を手に取り、てのひらで身体をこするだけです。朝の洗髪でのシャンプーは大いに泡が出るので、その泡を手につけて身体をさすれば出来上がりです。入浴中にタオルなどいりません。こうすると、朝と夜のメリハリがついて、一日が有効に使えるような気分になります。

もちろん夜の飲み会で遅く帰ったときは、入浴を避けるようにしています。眠った翌朝に風呂にはいれば、二日酔いもどこかに吹き飛んでいます。

こんな私を喜ばせた研究成果が千葉大学から発表されたのが、二〇一八年です。この研究グループは、日本人の長寿の背景に、風呂好きがあるのではないかと目をつけ、一万四千人を三年間、追跡調査したのです。対象になったのは、まだ要介護認定を受けていない高齢者です。夏の入浴頻度が週に二回以下の人と、七回以上の人とを比較してみると、入浴回数が多い群で、少ない群よりも要介護認定をされる率が三割も低いという結果が出ました。

研究グループは、入浴によるリラックス効果が抑うつを予防し、認知機能の低下を妨げているのではないかと推論しました。また一方で、体温上昇によってヒートショックプロテイン（熱によって活性化される蛋白質）が産生され、抗炎症作用や細胞保護効果が期待されると結論づけています。第三には、入浴に伴う一連の動作がトレーニング効果をもたらして、健康保持に役立っている点も指摘したのです。これに力を得て、これからも一日二回の入浴は継続するつもりです。

入浴の一般的効果は大別すると、まず温熱による血流増加で、免疫力が増し、老廃物も排泄できます。次が水圧によるマッサージ効果、そして浮力による筋緊張低下です。これはシャワーでは期待できません。

他方で、高齢者の入浴には注意点が多々あるのも事実です。風呂での溺死者は毎年四千五百人前後で、高齢者に限れば交通事故死者よりも多いのです。この十年で一・六倍に増え、九割が高齢者です。もちろん十一月から三月までの冬期が七割です。脱衣場で裸になると、身体が冷え、血圧が上がります。そのあと浴槽に浸ると血管が拡張して血圧が下降し、失神、溺死に至るのです。

予防策としては、脱衣場を二十度以上に暖かくするか、湯舟の蓋を開けて風呂場を暖めておく手があります。またシャワーを浴びてから湯舟にはいり、なるべく四十二度以下、できれば四十度から三十九度くらいの温度にして、十分以内の入浴に努める方法が有効です。湯舟から立ち上がるときも、もちろんゆっくりです。アルコールがはいっているときや、食後すぐの入浴も禁物で、急激に血圧が下がる恐れがあります。入浴前にお茶か水を一、二杯飲んでおくと、脱水になって心筋梗塞になるのを回避できます。

以上の点に注意すれば、入浴こそは一日の極楽浄土と化します。血液の循環が良くなり、痛みがとれ、身体を動かしやすくなると同時に柔軟性も増します。転びにくくもなります。こういう理由で、私はこれからも一日二回の極楽浄土を楽しんでいくつもりです。

家対策にも「老活」

今から十年後の二〇三〇年には、東京、神奈川、埼玉、千葉の首都圏で、六十五歳以上の高齢者の数は一千万人に達するそうです。そのうちの六割以上が七十五歳以上の後期高齢者です。

こうなると二つの流れが出てきます。ひとつは、要介護状態になった高齢者を、地域ぐるみで支え援助していくという流れです。それには住宅と医療、介護、予防を一体化する必要があり、特別養護老人ホームや、サービス付き高齢者住宅を充実させなければなりません。

もうひとつの流れは、過密な首都圏を脱出して、人口減少地域に早目に移住して、そこでなるべく長く健康で活動的な「老活」人生を送る方法です。

前者のやり方も悪くはありません。都会ですから何でもありで、交通の便もよく、食堂やカフェ、スポーツジムや美術館、図書館も手近にあります。老活の要件はすべて揃っています。子供たちが育って空の巣になったマンションが大き過ぎれば、家財を早目に整理して、夫婦二人暮らし、あるいはシングルライフにふさわしい小さなマンションやアパートに移っておくのもいいかもしれません。首都圏なら、どこかに気に入った場所がもう見つかっているはずです。その場合、その土地の地域ケア制度が充実しているかどうか調べておくのも重要です。

二つ目の脱出策も、これはこれで希望に満ちています。いかにもセカンドライフという暮らしが始まるからです。この場合、空家になっている田舎の実家に戻るという手もあります。少しずつ古い家に手を入れ、いつ帰ってもいいように準備を整えておけば、その間に故郷とのつながりも復活します。同じようにしてUターンしてきた幼なじみとの再会もあるかもしれません。そうなると、さびれつつあった村祭や地域の催しを、再び活性化できます。何より自分を育ててくれた古里ですから、セカンドライフも新たな希望を与えてくれるはずです。

あるいは、憧れの土地に思い切って移住する手もあります。定年を期に、マンションを売り払い、目当ての土地の空家を買い取り、住みよく改築します。地方には売りに出されている別荘も多いものです。そこで新しい生き甲斐が見つけられます。

地方にはシニアタウンを建設している所もあります。定住者用の住宅とセカンドハウスが程良く混ぜられ、タウン内にはスーパーの他にカフェや食堂、温泉施設やレストハウス、ゴルフ場やグラウンド・ゴルフ場があり、陶芸や釣り、菜園や花作りも楽しめるようになっています。電力は太陽光発電で自給自足です。

こうした家対策も老活の一種です。これまで通り、何の変化もなくセカンドライフに突入していくよりは、六十代の定年を迎える前に決心をし、動き出しておかねばなりません。老後の面倒を子供に頼るのは老活とは逆の生き方であり、子供に不幸を強いる行為でもあります。

セカンドライフは思いの外長いのです。二十年、三十年は優にあります。余生では決してなく、学んで遊び、働いて休む活発な人生なのです。ここで大切なのは、たとえひとり住まいでも、他人との交流をいつも心がけることです。住まいもそのための場所と心得る必要があります。

たとえばわが家の場合

私たち夫婦の家は、六十五歳になって建て直した、基本的には平屋で、一部がロフト的な二階になっています。自慢できるのは、高い天井と眺めのよいベランダを持つ居間兼書斎兼ダイニングルームでしょうか。オープンキッチンもそこに向かってつけられているので、お客さんを招いたときは、料理をすぐに運べて便利です。天井が高い分、壁面にはむき出しの本棚がびっしり並び、高い所の本は梯子《はしご》をかけて取るしかありません。これとは別に、書庫もあって、そこは基礎も頑丈に造られ、大工さんからは、地震があったらここに逃げ込めば、絶対崩れませんと太鼓判をおされています。台所はそのまま小さな応接室、さらに六畳の和室に続いています。和室は掘り炬燵になっていて、ここにお茶や料理も簡単に運べます。

この和室、応接室、居間は庭に続いていて降りることもできます。この庭こそは、前の家の持主が精魂込めて作られたようで、松やつつじ、南天、桃、柘榴《ざくろ》、花梨《かりん》、ぐみなどが植えられています。私がしだれ梅や臘梅《ろうばい》を植え足しているので、せせこましい庭です。屋根つきのベランダ越しに、居間からは街やその奥に山々が見渡せます。朝日が昇るのもその山越しです。

庭には白い砂利を敷いているので、週一回は、這いつくばって落葉を拾い、小さな雑草を抜かねばなりません。リハビリも兼ねて、これも貴重な息抜きです。

この庭と反対側にも、玄関側に二台はいる車庫と小さな植込みがあります。バラと柊《ひいらぎ》、椿にサツキ、沈丁《じんちょう》花《げ》がこんもりと茂っています。この庭は、お客用の寝室と私たち夫婦の寝室から、出窓越しに眺められます。

玄関には階段がなく、将来の車椅子のためにスロープになり、ここにも車が一台、いざとなれば停められるのです。車庫の脇も、ゆずり葉や花水木、桃、椿、サツキが植えられているので、植栽に囲まれた小住宅という印象です。

近くに新築される家を見ると、周囲はすべてコンクリートの駐車場になっていて、植木のひとつもありません。車は何台も停められるし、庭木の手入れも、草取りも必要ないからでしょう。おそらく若い所帯には、植栽など面倒な厄介物以外の何ものでもないのでしょう。寂しい気がします。

植木の剪定には年に二回はいってもらい、それなりの出費があるのも事実です。しかしそれ以上の何かを植栽からもらっている気がするのです。

そしてこの原稿を書いているのは、ロフトのような二階のテーブルです。ここにも本棚や押入れがあり、縦長の小さな窓が南北にひとつずつ、南側に大きな丸窓が開口していて、眺めはそれなりによく、風通しもあります。ここで書くのは、小説以外の論文や随筆です。やはりテーマによって、取りつく机は替えたほうがいいような気がします。手元に置く資料が違うからです。

この家を建てるきっかけになったのは、前に述べたフランスのトゥルーズ近郊に住むパトリックとマリー夫妻が、いつかお前の所に行きたいと言ったからです。ですから客人用の寝室は絶対に必要だったのです。完成して最初に単身やって来たのは、これも四十年来の友人であるドイツ人のクラウスでした。奥さんのマリタは旅行嫌いなので、クラウスが旅するのは、いつもひとりです。このクラウスは何と一週間も滞在して、小さな町をひとりで歩き回り、「あの背の高いハンサムな白人はいったい誰か」と評判になりました。

次にやって来たのがパトリック夫妻で、彼らも十日ほど滞在、その間に、月一度集まっている小倉金曜会の同僚たちの家も転々と泊まって帰って行きました。

高台にある家は、年を取って車が運転できなくなったあとの心配が必ずつきまといます。そのときは電動アシスト自転車か、電動三輪車にでも乗り替えるつもりにしています。

おそらくこの家で、できるだけ長く老活をしていくような気がしています。

第十四章　人とのつながりは命綱

先進国で日本は人とのつながりが希薄

ここに面白い統計が三つあります。ひとつは二〇一八年に国立社会保障・人口問題研究所が出した報告です。二〇一五年に、六十五歳以上の世帯を調べた統計では、ひとり暮らしが三十三パーセント、夫婦のみが三十三パーセントで、合計すると七割弱が単身生活か夫婦二人暮らしです。それでは二〇三五年ではどうなるかと言えば、ひとり暮らしが三十九パーセント、夫婦二人暮らしが三十一パーセント、やはり合計すると七割になります。つまり、これから先、高齢者の大部分は、ひとり暮らしか、夫婦二人暮らしになると予想されるのです。親子で住むというのは例外なのです。

二番目のデータは内閣府が出した二〇一六年版高齢社会白書です。六十歳以上の人たちに親しい友人の有無を聞いています。同性の友人がいると答えた人が五十八パーセント、同性異性の友人がいるというのが十四パーセントいる半面、全くいない人が二十六パーセント、つまり四分の一もいるという結果が出ました。

これを他の先進国と比較すると、全く親しい友人がいないのは、ドイツ十七パーセント、アメリカ十二パーセント、スウェーデン九パーセントになっています。何と日本の三分の二以下ばかりです。日本では高齢に近づくにつれて、親しい友人がいなくなるという傾向があるのです。特にスウェーデンで最も多いのは、同性と異性の親しい友人がいる人たちで、六十パーセントにものぼります。男女の区別なく、人と人とのつきあいが濃厚であることが分かります。

三つ目の統計も、同じ白書のもので、近所の人とのつきあい方を聞いています。「お茶や食事を一緒にする」が多いのはドイツとスウェーデン、「相談したり、されたりする」のは、やはりドイツとスウェーデンが多く、「病気のときに助け合う」のもドイツとアメリカ、スウェーデンで多いのです。逆に日本で多いのは、「外でちょっと立ち話をする程度」と、「物をあげたりもらったりする」程度の二つです。ドイツとスウェーデンでは、友人や隣人とのつきあいが深く、逆に日本では少し近所づきあいをする程度であるという事実が表れています。米国も日本と似たような傾向があるものの、相談をしたりされたりや、「家事やちょっとした用事をしたり、してもらったりする」点では、日本より交流が深くなっています。

こうしてみると、日本の高齢者が先進国の中でも、特異的に人とのつながりが稀薄になっていることが分かります。

何が健康寿命を延ばすのか

一方で最近とみに健康寿命を延ばしている県があります。第九章で平均寿命を延ばした県として紹介したのは滋賀県です。これに対して、二〇一六年の健康寿命日本一は、男性は七三・二歳で山梨県、女性は七六・三歳で愛知県でした。ちなみに滋賀県はそれぞれ男性で七二・三歳、女性で七四・一歳です。いずれにしても、各県とも少しずつ健康寿命を延ばしています。

それでは何が、健康寿命に寄与しているのでしょうか。滋賀県での解析の結果、男性ではスポーツと趣味・娯楽、学習・自己啓発・訓練と出ました。これに対して、女性ではボランティア活動が影響を与えていました。

この裏には、一九九〇年代から始まった健康づくりの県民会議が大いに力を発揮しました。企業や民間団体が県の施策に力を貸し、栄養、運動、休養、健診、生き甲斐を五本柱にして、官民一体の活動が出来上がったのです。県内に四十三もの歩行コースも設けられました。草津市を例にとると、高齢者の居場所作りとして「地域サロン」が百五十七ヵ所もできています。そこで茶話会や食事会、ゲーム遊びなどをするのです。

この調査結果は私たちにも大いに参考になります。

滋賀県の例のように、地域に用意されたつながりに参加する他に、自分から、趣味を新たに開発していく手もあります。今年、私が診察室にかけているカレンダーは、ロンドンに住む私のTBS時代からの友人が贈ってくれたアンリ・ルソーです。ルソーはもともとはパリの税務署の役人でした。熱帯地方なぞ旅したことはありません。それが四十歳頃から、独学で絵を描き出したのです。それも熱帯の植物や動物たちが出てくる幻想的な絵でした。展示会に出品するたび、下手くそと嘲笑されるものの、知ったことかで、わが道を貫いて、誰も追従できない独創的な絵画の巨匠になりました。

ルソーが切り拓いた「素朴派」には、中・高年になって絵筆を執った人たちがたくさんいます。七十代から描き出して千六百点もの作品を残した農家のモーゼスおばさん、ホームレス生活をしていて八十五歳で描き始めたトレイラーなど、元気づけてくれるのが素朴派の画家たちです。

絵画に限らず、貼り絵や切り絵、籐籠《とうかご》作りなどもいいです。私の患者さんにも七十歳で草木染めや一閑張り、竹細工、オカリナ演奏をしている人がいます。心身ともに元気になりました。バードウォッチングをしている患者さんは、望遠レンズのカメラで収録した珍しい小鳥の映像を見せてくれます。

別な患者さんには、郷土の歴史研究をしていたり、歴史ガイドのボランティアをしている人もいます。九十歳を超えてなおショート・ショートの作品を同人誌に出している男性の患者さんは、まだ杖もいらず、ひとり暮らしを楽しみ、週末は息子の家で過ごします。

考古学が好きであれば、発掘調査のボランティアに手を上げるのもいいでしょう。

定年後に嘱託として働き、さらにそのあとは別の仕事で働く手もあります。男性なら保安やビル管理、運搬、清掃などの分野で求職があり、女性なら清掃や調理、介護などで仕事が見つかるはずです。私の患者さんの中には、現役時代の機械好きを利用して、自転車店で楽しく元気に働いている高齢の男性もいます。

菜園や果樹園を借りて、身体を動かすのも、人とのつながりを必然的に生みます。閉じこもった生活では老活は望みようがありません。

友人との旅行を愉しむ

ひとり閉じこもるのと、人とのつながりがある人では、その服装にも差が生じます。ひとりでいると、着たきり雀でも一向に気にならなくなります。しかし人とのつながりが生まれると、そうはいきません。今日はこの服でいこうか、これとこれを組み合わせてみようかと、工夫するのも愉しみになるのです。「服は着る薬」と言った女性の服飾デザイナーがいました。全くその通りで、私も毎日服装は変えて、診療所に向かいます。私が派手な装いをしているので、患者さんたちも自然に明るい服装になるのが不思議です。

七十歳を過ぎて、まだ年に二回は友人たちとの旅行があるのを幸せだなと思います。ひとつは、もう四十年は続く男四人の一泊か二泊の旅です。医学部の同期卒業生のうち、〝出戻り組〟四人でつくる〝醍醐味の会〟の旅行です。幹事は四人が交替にやります。私が担当のときは必ず韓国二泊三日の旅になり、昨年は密陽《ミリヤン》という小さな町を旅しました。私たちの卒業は昭和五十三年だったので、同期会は当初は〝ゴミの会〟という名称でした。しかし後になって「五味の会」と改称され、年に一回の会合を開きます。私たち四人はそのうち他の学部を一度出て、医学部に出戻ったので、年齢は上です。初めは〝大ゴミの会〟でした。ところが中年以降になった頃、ゴミは嫌だという声が出て、「五味の会」に応じて「醍醐味の会」になったわけです。

もうひとつの会は先述した小倉金曜会で、海外研修は二十年近く続いています。去年はキューバに行って来ました。キューバの精神科医療を見学するのが主目的である一方、キューバ音楽を聞きつつモヒートやダイキリを飲むのも、それ以上の目的でした。十人近くが五泊七日の旅を年一回敢行するのですから、この参加のために、みんな足腰が弱らないようにしているのです。今年はフランスのピレネー山麓で鉱泉療法を体験します。泊まるのは古城ホテルの貸切りですから、みんな胸躍らせています。

旅に出ると、年がいけばいくほど、こんな集まりの貴重さが身に沁みます。長く途切れずに続けているからこそその、気のおけないつきあいなのだと、しみじみありがたさを感じるのです。

人と人とのつながりは、ほんのちょっとしたきっかけで生まれるのです。縁ですから、人知を越えた偶然の出来事です。だからこそ、そのあと続けていくところに、みんなの力が必要になってきます。古ければ古いほど価値が生じてくるのが、よく分かります。

ペットによって人とのつながりが増える

人とのつながりで忘れてならないのは、ペットです。人とのつながりがうすい人でも、ペットを飼うと、気がつかないうちに人とのつながりが増えます。ペットとの交流によって、脳の中に他者を受け入れる感情が育つからでしょう。

犬を飼っていると、どう健康に利するかという研究は、国外で何度も実施されています。心臓病に罹患している患者さんを一年間追跡した米国の調査では、犬を飼っている人のほうが、飼っていない人より死亡割合が低いという結果が出ました。

七十一歳から八十二歳の二千五百人を、前向きに（過去を辿っての集計ではなく、ある時点から将来に向けての調査）三年間調べた米国の研究では、面白い結果が出ました。測定したのは歩行速度です。三年後も歩行速度を維持できた人の割合は、ペットを飼っていない人の一・五倍でした。驚くべきことに、犬を飼っていても散歩させていない人は、犬を飼っていない人よりも成績が悪かったのです。

日本での研究も同様の結果が出ています。週当たり百五十分の推奨身体活動量を満たす高齢者の割合を調べると、犬を飼っている人で八十九パーセント、飼っていない人で七十三パーセントでした。ところが、犬を飼っていても散歩をしない人では六十一パーセントと最も低かったのです。

犬や猫を飼うと、健康によくない「坐り過ぎ」の防止にもなります。一日中坐っているのは、エコノミー症候群を毎日経験しているのと同じで、不健康のもとです。筋肉や関節が弱り、心臓病や認知症も招いてしまいます。一日のうち、忙しく何回も立ったり坐ったりするほうが健康増進につながるのです。犬猫を飼っている人は、何も飼っていない人より、世話のために何度も立つ必要があり、エコノミー症候群を防止するのです。

ついでに言えば、立って坐るときに、ドサッと坐らず、五〜七秒かけてゆっくり坐るように私は心がけています。一種のスクワット運動になるからです。診療中でも、待ち合い室にいる患者さんを呼びに立ち、戻って坐る動作を、合わせて百回は毎日繰り返しているので、知らず知らずいいスクワット運動になっています。

ペット・セラピー犬「心くん」の役割

ペットを散歩させたり、旅行に連れて行ったりすると、それだけでペット好きの人との会話が増え、人との交流のきっかけにもなります。

私たちの所にも、ペット・セラピー犬の柴犬「心《しん》くん」がいます。診療所を開院したあと二年ほどしてやってきたので、もうすぐ十三歳です。この間、通勤は心と一緒、朝の散歩も一緒です。一日三十分は、心と歩いている計算になります。

私が副院長と呼んでいる心は、診療所の中では患者さんを出迎え、見送ったり、涙を流している患者さんには、傍《そば》に寄って心配気に見上げます。立派に副院長の職務を果たしています。

レストランで外につないでおくと、「おりこうさんですね」と言われ、ペットを受け入れる旅館でも、「どうして吠えないのですか。おりこうさんですね」と誉められます。

毛並もよいので、患者さんはつい手を伸ばして触れようとします。そんなときは「ワン」と吠えます。無闇に触りたがる子供が、母親についてくると、さっさとゲージの中に退散して出て来ません。実に日々の暮らしに色取りを添えてくれているのが、この心くんです。

こうやって人とのつながりの大事さを説いていると、「なんだ、人とのつながりなぞ、わずらわしいだけだ」と、シニカルに苦笑される向きもあるでしょう。他者への不信感については、フィンランドの研究があります。六十五歳から七十九歳の高齢者三千人あまりを調べて、平均で八年余追跡したのです。すると、不信感の強いシニカルな高齢者では、認知症になる確率が三倍超も高くなっていました。抑うつも高くなる傾向が見出されました。やはり、皮肉なものの考え方で生活していると認知症になりやすいのです。

でも、たとえ認知症になったからといって、絶望するのは早過ぎます。認知症でも生きつくす「老活」ができるからです。

第十五章　認知症になっても生きつくそう

認知症と健康寿命

第二次大戦直後の一九四七年、つまり私が生まれた年の日本人の平均寿命は、男性五十・〇六歳、女性五十三・九六歳でした。

根強い人気を誇る『サザエさん』に登場する人物に、お年寄りの波平さんとフネさんがいます。波平さんが五十四歳、フネさんが五十二歳と聞くと、誰もがびっくりするはずです。

つまりそれだけ、日本人は戦後すぐの頃と比べて、大幅に若返っているのです。日本老年学会は、二〇一五年「日本の高齢者は十～二十年前に比べて五～十歳若返っている」と発表しました。確かに日本人は長寿のみならず、健康寿命でも世界一です。現在、六十五歳以上を前期高齢者、七十五歳以上を後期高齢者と分類しています。介護度でも両者の違いは明らかで、前者の要支援、要介護認定率が四パーセントに対して、後者は三十パーセントを超えます。

前に述べたように、日本人の平均寿命と健康寿命の差は、男性で九年、女性で十二年もの開きがあります。その差は今後も少しずつ拡大していくと予想されます。

健康寿命を短くする最大の要因は、何といっても認知症です。現在、世界中で五千万人の認知症の人がいて、世界一の長寿国日本ではその一割にあたる五百万人が認知症です。六十五歳以上の高齢者の認知症の平均有病率は、調査によって異なるものの五パーセントから十五パーセントです。これが百歳を超えると五十パーセント以上になります。つまり、健康寿命をできるだけ長くするには、なるべく認知症にならないような予防と、たとえ認知症になっても、それが重症化しないように、最小限か横這いにとどめておくのが最大の対策になります。

人の脳は加齢によって、否応なく変化します。端的に現れるのが脳重量です。ピークに達するのは二十代で、早くも三十歳以降徐々に減少、六十代からは減少速度が速くなります。百歳になると脳重量は二十パーセント減になり、特に前頭葉と側頭葉の萎縮が顕著になります。

これに伴って起こる第一の変化が、知能の低下です。高齢になるにつれて低下してくるのが、単純な記憶と動作記憶です。これに対して、知識や一般常識、判断力は、高齢になっても維持されます。

第二の変化は記憶です。記憶にもいろいろなタイプがあり、最も低下しやすいのは、展望記憶（これからやるべきことや予定の記憶）、エピソード記憶（出来事の記憶）、時間順序記憶です。逆に意味記憶（単語を聞いて意味を引き出す記憶）、手続き記憶（手や身体が覚えている記憶）、過去の記憶は、老化による影響を受けにくいのです。

身体機能の老化も必至であり、刺激への反応の鈍化、反復能力の遅延が見られます。感覚機能で最も早く低下しはじめるのは視覚で、四十代から老眼になり、聴覚でも、低音よりも高音の難聴が出るようになります。

認知症を呈する原疾患は多数存在します。最も多いのはアルツハイマー病で、五、六割を占め、次いで脳血管性認知症、レビー小体型認知症、前頭側頭型認知症、正常圧水頭症、慢性硬膜下血腫、甲状腺機能低下症などがあります。要するに認知症と言えば、アルツハイマー病と脳血管性認知症が大部分と考えてさしつかえありません。

この他に、認知症になる前の段階である軽度認知障害（ＭＣＩ）が、近年は注目されています。これは、「同年齢の人と比べて認知機能低下を認め、正常とは言えないが、認知症の診断基準は満たさないレベル」と定義されています。もちろん原疾患はさまざまです。しかしこのうち一年間に十パーセントから十五パーセントが認知症に移行すると言われているので、軽視できません。逆に、十四パーセントから四十パーセントは一年間に正常化するという報告もあって、希望が持てます。

認知症のリスクファクターは、糖尿病、高血圧、高脂血症の三つです。糖尿病になると、アルツハイマー病のリスクは二倍になります。高血圧も脳の細動脈の硬化をもたらして、老廃物であるアミロイドβが排泄されにくくなり、血管の透過性も高まって、アミロイドβの産生が高まるのです。高脂血症も、動脈硬化につながり、脳にダメージを与えます。悪玉コレステロールであるＬＤＬは血管壁に体内の老廃物やコレステロールをため込みます。善玉のＨＤＬはこれらをはぎ取って、肝臓に運んでくれます。従って特に悪玉コレステロールに注意が必要です。

認知予備能、脳の体力はいかに延ばすか

認知症の予後を考えるにあたって大切なのは、認知予備能という概念です。認知機能が

低下している高齢者では、アルツハイマー病をはじめとする認知症の病理変化が認められます。ところが、死後に解剖して脳を調べると、アルツハイマー病の病理を呈する人の中に、生前に全く認知機能の低下を示していなかった例が散見するようになりました。

米国には、アルツハイマー病予防に関する研究に、「ナン・スタディ」があります。修道女約七百人を対象とした研究で、今も進行中です。対象になった修道女は、定期的に認知機能テストと画像診断を受け、死後は解剖され、詳細な神経病理学的検査が行われます。そのうちのある修道女は、八十五歳のとき、心筋梗塞で亡くなりました。この人は修士号を持ち、小学校教諭を二十一年間、高校教諭を七年間務めたあとに、修道女になっていました。生前の認知機能テストは、毎回非常に高得点でした。ところがです。死後脳を調べると、極めて多数の老人斑と神経原線維変化が観察されたのです。アルツハイマー病変の進行段階は、全六段階のうち最重度の六でした。

これこそ認知予備能であり、たとえ脳に病変が生じても、認知症にはならず、何とか持ちこたえる能力です。たとえて言えば、脳の体力であり、これは通常の体力同様、個人差が大きいのです。ですから、私たちが目指すのは、この認知予備能、脳の体力をいかに延ばすかなのです。

先述の「ナン・スタディ」でも明らかなように、認知予備能を高める最大の要因は、高い知的活動の継続です。脳のトレーニングを続けていると、神経細胞が賦活化され、アルツハイマー病の病理変化に拮抗する能力を獲得すると考えられます。つまりたとえアミロイドβの蓄積が進んだとしても、認知症の発症を大幅に遅延させうるのです。

事実、米国の研究では、教育年数十六年以上の人の認知症リスクは、十二年未満の人のリスクの四分の一という結果を出しています。ここで注意しなければならないのは、単に高学歴云々の問題ではなく、教育年数が長い人はそれを生かして、生涯を通じて脳を使い続ける傾向があるという事実です。

リスクファクターを減らす

このように、認知症になるか否かは、サイコロを振るような偶然性には規定されてはいないのです。リスクファクターを減らせば、三十五パーセントは認知症を遠ざけられると考えています。このリスクファクターを、人生のサイクル別で見ていくと、九つの因子が抽出できます。

まず小児期から青年期におけるリスクファクターは、前述したように教育期間の短さです。中年期のリスクファクターは、肥満と高血圧と難聴です。高年期でのリスクファクターは、糖尿病と喫煙、抑うつと運動不足、そして社会的孤立です。

二〇一九年五月、WHO（世界保健機関）が、初めて認知症予防の指針を公表しました。認知症の予防として強く推奨したのは、運動と禁煙、高血圧の治療と糖尿病の治療の四つです。運動は、一週間に二時間半以上の有酸素運動であり、長時間行えるウォーキングや水泳がよいとしました。

次に勧めているのが、バランスのよい食事、アルコール摂取の抑制、脳のトレーニング、減量、高脂血症の治療の五つです。

さらに社会参加も、幸福感に影響する点で大いに推奨しています。

認知症になっても生きつくそう

認知症の人が各年代に占める有病率は、七十五歳から七十九歳が十パーセント、八十歳から八十四歳で二十二パーセント、八十五歳から八十九歳で四十四パーセント、九十歳以上で六十四パーセントとされています。認知症にならないための門がいかに狭き門であるかが、この数字に出ています。

逆に言えば、認知症に陥る門のほうが広いとも言えます。そうなれば、認知症になっても怯《ひる》まずに、堂々と最期まで生きつくすことが求められます。認知症になったからといって、人生が終わりではないのです。独居していると、どうしてもひきこもりがちになり、昼夜のメリハリがなくなり、食事も不規則、家の中もゴミ屋敷になりがちです。つまりセルフ・ネグレクトです。

これを救うのが地域の人々の援助であり、認知予備能のある人、軽度認知症の人、本物の認知症になった人々が集うサロンでしょう。もちろん年代も性別も、現役時代の肩書も関係なく、カラオケにダンス、碁や将棋、書道に生け花、ギターにウクレレ、英会話に野菜作りと、盛りだくさんのメニューを揃えておけば、どれかに参加できます。子供時代に熱中したコマ回しやパッチ、ビー玉遊び、竹トンボ作り、凧《たこ》作り、竹馬作り、水鉄砲作り、おはじき、お手玉と、懐かしいものをたぐり寄せると、それこそ無数あります。そのサロンの中で、新たに趣味を開発することもできます。

また同好の士が集まって、子供たちに遊びを教えてもいいでしょう。マイクロバスに乗って、旅に出かけたり、社会見学もいいかもしれません。そうすることで地域が活気づき、認知症何するものぞという風潮も生まれてくるはずです。

こうした活動をする際、どうしても気になるのは、尿漏れです。女性は特にちょっとしたはずみで軽い尿漏れが起こりやすく、男性でも排便が間に合わなくなったりします。こういうときは、迷わず紙パンツを着用するのも一案です。通常の下着とはき心地は同じで、かさばりもせず、おしっこ一、二回分は吸収してくれ、防臭の工夫もされています。尿漏れがあるから外出しないというのは、もう昔の話になったのです。

認知症行方不明数、孤独死

第一章でも触れましたが、二〇一八年に、認知症の人が行方不明になった数は、何と約一万七千人でした。この数字は年々増加しています。このうち所在を確認できなかったのは、二百人、行き倒れなどで死亡が確認されたのは五百人です。あとの人たちは何とか見つかっています。行方不明になるのは、地域で見守るシステムもなければ、日頃から集えるサロンもないことの反映でしょう。何ともやりきれない数字です。

一方で高齢者の孤独死も年間三万人です。一生懸命に生きてきた人生の先に、行方不明や孤独死が待っているというのは、どう考えてもまともな社会ではありません。

家族のつながりが稀薄になった今こそ、横のつながりが重要になってきます。現在各地にある老人会やシニアクラブを、さらに拡大したサロンの充実こそが、認知症になっても生きつくす基盤になります。

運転免許証

後期高齢者になって必ず突きつけられる難問は、運転免許証を返納するか否かです。二〇一七年の改正道路交通法で、認知症は運転免許証の相対的欠格事由になりました。注意する必要があるのは、単なる認知機能の低下や軽度認知障害（ＭＣＩ）は、道路交通法で言う認知症には含まれない点です。七十歳以上の高齢運転者の運転免許更新の際、高齢者講習の受講が課せられるようになったのは二〇〇一年からです。二〇〇九年からは七十五歳以上の運転者には、講習予備検査という認知機能検査が実施されることになりました。

この検査は、時間の見当識、手がかり再生（さまざまな絵を見せて、あとでどんな絵があったか思い出す）、時計描画から成っています。第一分類が「認知症のおそれあり」で、百点満点中四十九点未満、第二分類が「認知機能が低下のおそれがある」、第三分類が「認知機能が低下しているおそれがない」です。

第一分類になった人は、違反の有無に関係なく、認知症か否かの医師の診断が必要になります。また信号無視など十八項目の違反のうちのどれかがあった場合、臨時認知機能検査が実施されます。この結果が第一分類でなくても、前回より結果が悪化している場合、臨時の高齢者講習を命じられます。第一分類で医師によって認知症と診断されたら免許停止です。

運転免許更新時に第一分類のうち認知症ではないと判断された人、および第二分類の人は約三時間の講習、第三分類になった人と七十五歳未満の人は、約二時間の講習を受けなければなりません。

こうした法律とは別に、高齢者はみんな運転免許証の返納時期を自ら決める必要があります。家族がもう返納したほうがよいと言いはじめたり、何度も車体をこするようになったり、車を駐車場のどこに置いたか分からないようになったりしたら、もう返納時期です。

運転免許証を返納したあとは、電動自転車に乗ってもいいでしょう。またタクシーを利用したとしても、車を持っていたときの費用と比べれば微々たるものです。マイクロバスを巡回させて、買物援助やジム通い、図書館通いを手助けするなど、自治体の努力も必要になります。懐に余裕のある向きは、ゆっくり鉄道やバスの旅を楽しむこともできます。免許返上は決して人生の終わりではなく、その先には、かえって広い世界が開けているはずです。私もあと二、三年で免許返上します。

おわりに――人生百歳時代に向けて

これまで書いてきたような指針を基に老活をしていけば、医学の進歩の追い風を受けて、人生百年時代、百歳現役時代を迎えるのも夢でなくなります。最近、日本老年医学会は、六十五歳以上七十四歳までを准高齢者、七十五歳以上八十九歳までを高齢者、九十歳以上を超高齢者と提言しました。

このとき、留意しなければならないのは、平均寿命と健康寿命の大きな落差です。「はじめに」で述べたように、二〇一八年の日本人の平均寿命は、女性が八十七・三二歳、男性が八十一・二五歳になり、過去最高を更新しました。ところが健康寿命のほうは、二〇一六年の統計で女性七十四・七九歳、男性七十二・一四歳でした。何とその落差は女性で十二年、男性で九年もあるのです。つまりこの落差の間、私たちは不健康そのものであり、医療と介護の厚い手助けを必要とするのです。

二〇一六年の医療費の総額は四十一・三兆円で、国民ひとりあたりにすると三十二万五千円になります。ところが、これを年齢別に見ると、七十五歳未満のひとりあたりの医療費は二十一万八千円に下がります。逆に七十五歳以上の医療費は九十三万円にもなり、前者の四・三倍にもはね上がります。

つまり、これらを細かく分析すると、現役世代が支払っている健康保険料から、三十五万円が、七十五歳以上の後期高齢者ひとりの医療費に充当されている計算になるといいます。

高齢者がこういうボックリをするような社会は、健全な社会とは言えません。

老活とともに私たちが目指さなければならないのは、こうしたボックリの必要のない健康長寿なのです。ひとつ例を挙げれば、高齢者に起こりやすい大腿骨頸部骨折です。一度骨折すると、年間医療費は平均二百四十八万円かかります。これに介護費の三百九十四万円が加算されると、合計で六百四十二万円にもなるのです。大腿骨頸部骨折は、日頃の運動と骨粗鬆症《こつそしょうしょう》治療で、生涯にわたって回避できます。

第二章では、高齢者の精神的不調の代表として、病気不安症とうつ病を取り上げました。

病気不安症であちこちの病院にかかると、それだけで国民の医療費が上がります。軽いうつや病気不安症の治療は、身を忙しくすることです。つまり身体の操作で心を動かすのです。身を忙しくすることで、身体の機能が改善し、心の健康も戻ってくるのですから、一石二鳥の治療法です。

もうひとつ、老活による健康長寿を目指す場合、頭の中に入れておかなければならないのは、「おひとりさま」の激増です。

厚労省の推計では、今から二十年後の二〇四〇年には、全世帯に占める世帯主が六十五歳以上の高齢世帯の割合が、東京都と愛知県を除く、すべての道府県で四割を超えます。筆頭は秋田県の五十七・一パーセントです。

さらに、同じく二〇四〇年に高齢世帯に占める単身世帯の割合は、全国で四十パーセントとなります。最も高い東京都では、四十五・八パーセントです。

こうなると、老活はいずれ、単身でやるようになるものなのです。その心掛けはいつも念頭に置いておくべきでしょう。特に男性は何かにつけ配偶者に頼って高齢になっているので、今からでも準備をしておかないと、悲惨な日々を迎える結果になります。

また現在五百万人と言われる認知症高齢者の数も、今から五年後の二〇二五年には七百万人に達すると見込まれています。何と六十五歳以上の人の五人にひとりが認知症に陥るのです。

前述したように、認知症になっても生き抜く覚悟が必要になります。また脳内にいくらアミロイドβが蓄積しても認知症にならないためには、いつまでも脳をフルに使い続ける生涯学習が当然になってきます。

私の患者さんに、杖もいらず肌つやもよく、声にも張りのある八十五歳の男性がいます。三、四年前につれあいを亡くされたので、その後はひとり暮らしです。いつも身ぎれいにしていて、毎日忙しそうにしています。生活の核になっているのはカラオケです。一日千円で昼飯も食べられ、カラオケも歌える喫茶店を五、六ヵ所、行きつけにしています。そこには男女のカラオケ仲間が集まるので、毎日ワイワイガヤガヤ話してはカラオケを歌い合うそうです。一ヵ所に昼、別の一ヵ所に夕方というように、カラオケの梯子《はしご》もするそうで、歌の文句ではないものの「一週間に十日来い」のカラオケ三昧《ざんまい》の生活を送っています。

数年前に、ある八十歳過ぎの男の患者さんから、「これを診療所に張って下さい」と言って渡された高齢者の心構えがあります。大いに参考になるので、今でも診療所の掲示板に張っています。それはこうです。

還暦（六十歳）とんでもないと突っ放せ。
古希（七十歳）まだまだ早いと追い返せ。
喜寿（七十七歳）せくな老楽《おいらく》はこれからよ。
傘寿（八十歳）なんのまだまだ役に立つ。
米寿（八十八歳）もう少しお米を食べてから。
卒寿（九十歳）年齢に卒業はないはずよ。
白寿（九十九歳）百歳の祝いがすむまでは。
紀寿（百歳）一世紀生きて本番これから。
茶寿（百八歳）まだまだお茶が飲みたらん。
皇寿（百十一歳）そろそろ譲ろか日本一。

この最後の皇寿は川寿《せんじゅ》とも言うそうです。どうしてか分かりますか。考えると脳のトレーニングになります。

前に触れた二〇一九年の小倉金曜会のキューバ訪問で、強烈な感動を受けたのは、高齢者の元気な姿です。若者が演奏する激しいリズムの歌と踊りがある一方、伝統音楽の「ソン」を演じるのはほとんどが高齢者なのです。貧しい国なので、楽器も相当に年季がはいっているのに、よい音がし、歌い手は七十歳、八十歳と思われる男女が、腹の底から絞り出す大声で「ソン」を歌い、踊り続けます。これこそが「老活」の見本だと痛感しました。

私がこれこそ百歳健康長寿の亀鑑だと感服しているのは、三十年来交誼を結ばせていただいているカナダ・バンクーバー在住のJ・A・ワダ先生です。一九二四年生まれの先生は、北海道大学医学部を一九四六年に卒業、一九五一年に学位取得後に渡米、米国とカナダで研鑽を積み、カナダのブリティッシュ・コロンビア大学の教授になられました。これまで十一冊の専門書と三百二十三篇の論文を書かれた、てんかん学の泰斗です。

若い頃から大学構内のプールで、毎日二千メートルを泳ぐのが健康法でした。昨年、六十二年連れ添った奥様を亡くされ、単身生活になった今でも、長大な論文を執筆し、一日おきにいつものプールで二百メートル泳がれています。百歳現役は決して画餅ではないのです。

この小さな本によって、少しでも高齢者とその前段階にある人たちの間で、老活運動が広まっていくことを願ってやみません。

七十三歳の誕生日に

帚木蓬生

主な参考文献

はじめに――老活とは

・辻哲夫：老いと生きがい就労　學士會会報、九〇二号、二〇一三
・吉川敏一：今から始めて、元気に生きる最新アンチエイジング　まいんど二〇一四年三月号

第一章　超高齢社会と医療費

・黒川清：医療保険制度を取り巻く動向と保険者への期待　月刊基金、二〇一八年一月号
・岡村健：団塊世代はつらいよ――二〇二五年の問題児　コーヒーを淹れる午後のひととき、梓書院、二〇一七

第二章　精神的不調は身を忙しくして治す

・森山成桝：精神科診療所の開業医が病気入院になったとき　九州神経精神医学、五五巻一号、二〇〇九

・帚木蓬生：生きる力　森田正馬の15の提言　朝日選書、二〇一三
・吉田祐子他：高齢者における継続的な運動習慣と抑うつの関連　精神神経学雑誌、一一九巻四号、二〇一七

第三章　筋肉こそが日本を救う

・岩本幸英：ロコモティブシンドローム対策の効用　學士會会報、九三六号、二〇一九
・内田淳正：健康で長生きするためには運動が大切だ　學士會会報、九〇〇号、二〇一三
・松井康素：高齢期に特有の疾病・障害――ロコモ・サルコペニア　月刊保団連、一二二〇号、二〇一六
・山田実：サルコペニア対策について　メディカル朝日、二〇一五年一一月号
・渡會恵介、門野夕峰：病態連関の新知見――ロコモティブシンドロームと下肢疾患　循環プラス、一八巻二号、二〇一八
・荒井秀典：今なぜフレイルが注目されているのか？　臨牀と研究、九三巻三号、二〇一六

第四章　この世で大切なのは歯

・天野敦雄：国民医療費削減の切り札は健口　學士會会報、九二六号、二〇一七
・飯島勝矢：「オーラル・フレイル」から見た包括的複合型虚弱予防アプローチ、メディカル朝日、二〇一五年一一月号

・恵比須繁之：口福を求めて——口を介しての健康生活　第八回学士会関西茶話会より、U7、45号
・稲川利光：誤嚥性肺炎から命を守る術——自分自身と家族ができること　學士會会報、九三五号、二〇一九
・今井一彰：口を病の入り口にさせないために——オーラルケアの基本は、口唇閉鎖から　月刊保団連、一一四二号、二〇一三
・水口俊介：健康長寿はお口のケアから　潮、二〇一八年一〇月号
・鈴木誠二：歯の健康状態が生涯の医科医療費に与える影響　はのねくさのね、三一号、二〇一三

第五章　眠るために生きている人になるな

・三島和夫：社会的ジェットラグの概念と病態メカニズム　日本医事新報、四八六三号、二〇一七
・門司晃：私の診療経験から　日常臨床に有用な睡眠覚醒障害の知識　臨牀と研究、九五巻九号、二〇一八
・マイケル・フィンケル：眠りたいのに眠れない……乱される現代人の睡眠　ナショナル・ジオグラフィック、二〇一八年八月号
・Park, A: The power of sleep. TIME, September 11, 2014.
・Park, A : The sleep cure : The fountain of youth may be closer than you ever thought. TIME, February 27, 2017.

第六章　脳は鍛えないと退化する

・氏家幹人：江戸人の老い　PHP新書、二〇〇一

第七章　食がすべての土台

・Park, A：The best medicine. TIME, March 4, 2019.
・小原知之、清原裕、神庭重信：地域高齢住民における認知症の疫学――久山町研究　九州神経精神医学、六〇巻二号、二〇一四
・葛谷雅文：高齢者における低栄養とその対策　學士會会報、九〇六号、二〇一四
・松岡豊、浜崎景：食からメンタルヘルスを考える――栄養精神医学の役割と可能性　精神神経学雑誌、一一八巻一二号、二〇一六

第八章　酒は百薬の長にあらず

・松下幸生、樋口進：アルコール関連障害と自殺　精神神経学雑誌、一一一巻一〇号、二〇〇九
・田中晴美：日本における母親の飲酒による子供の異常の現状　日本医事新報、三七一四号、一九九五
・齋藤利和：アルコール性障害　精神神経学雑誌、一〇八巻一二号、二〇〇五
・松本俊彦、竹島正：アルコールと自殺　精神神経学雑誌、一一一巻七号、二〇〇九

・松下幸生、松井敏史、樋口進：アルコール依存症に併存する認知症　精神神経学雑誌、一一二巻八号、二〇一〇
・赤木健利：依存症治療の現状――特にアルコール依存への対応を中心として　月刊保団連、一〇一五号、二〇〇九
・Blow, F. C. et al.: Late-life depression and alcoholism. Current Psychiatry Reports 9 (1), 2007
・Hardie, T. L.: The human genome and alcohol dependence: where is the beef?, Journal of Addictions Nursing 18 (1), 2007.
・Dick, D. M., Bierut, L. J.: The genetics of alcohol dependence. Current Psychiatry Reports, 8 (2), 2006.

第九章　タバコは命取り

・山代寛：禁煙外来における患者のサポート　月刊保団連、一二五九号、二〇一八
・山田洋孝：タバコと口腔の健康　月刊保団連、一二五九号、二〇一八
・堀米香奈子：新型タバコに「煙害」はないのか　月刊保団連、一二五九号、二〇一八
・吉富裕倫：緑タバコ病に苦しむ子どもたち　月刊保団連、一二五九号、二〇一八
・朔啓二郎：今こそ、禁煙推進を加速すべきである　臨牀と研究、九五巻八号、二〇一八
・橋本洋一郎、高野義久：禁煙支援と禁煙外来（上）　月刊保団連、一〇六六号、二〇一一
・薗はじめ：タバコを博物館に閉じ込めよう　第五回日本タバコフリー学会学術大会プログラム・抄

録集、二〇一六年九月
・薗潤：加熱タバコの実験場、二〇二〇年までに完全禁煙達成不能の日本　第七回日本タバコフリー学会学術大会プログラム・抄録集、二〇一八年九月
・民田浩一：タバコと心臓・血管疾患の切っても切れない関係　第七回日本タバコフリー学会学術大会プログラム・抄録集、二〇一八年九月
・小池梨花：東京都受動喫煙防止条例の国との比較について　第七回日本タバコフリー学会学術大会プログラム・抄録集、二〇一八年九月

第十章　笑いが人を若くする

・井上宏：一般公開特別講演会　笑いと心～笑いの不思議　精神神経学雑誌、一〇三巻一一号、二〇〇一
・昇幹夫：笑いの健康学――ノーマン・カズンズから日本笑い学会まで　月刊保団連、一一五三号、二〇一八
・松本治朗：笑いと子どもの健康――妊娠中、育児における笑いのすすめ　月刊保団連、一一五三号、二〇一八
・高柳和江：笑いで医療費をさげよう　月刊基金、二〇一七年一一月号
・Ferguson, S., and Campinha-Bacote, J.: Humor in nursing. Journal of Psychosocial Nursing, 27 (4), 1989.

・Dunn, B.: Use of therapeutic humor by psychiatric nurses, British Journal of Nursing 2(9), 1993.
・Erdman, L.: Laughter therapy for patients with cancer. Journal of Psychosocial Oncology, 11(4), 1994.
・Marci, C. D., et al.: Physiologic evidence for the interpersonal role of laughter during psychotherapy. Journal of Nervvous & Mental Diease, 192(10), 2004.
・Parrott, T. E.: Humor as a teaching strategy. Nurse Educator, 19(3), 1994.
・Davidhizar, R., Bowen, M.: The dynamics of laughter. Archives Psychiatric Nursing, 6(2), 1992.
・Christie, G. L.: Some psychoanalytic aspects of humour. The International Journal of Psychoanalysis, 75(3), 1994.

第十一章　痛いのは痛い、痒みは掻くな

・外須美夫：痛みの声を聴け——文化や文学のなかの痛みを通して考える　克誠堂出版、二〇〇五
・外須美夫：慢性痛への対処法　福岡医学雑誌、一〇八巻一〇・一一号、二〇一七
・正岡子規：病牀六尺　岩波文庫、一九二七
・牛田享宏：運動器の慢性疼痛に対する集学的アプローチ　ＣＮＳトゥディ、四巻四号、二〇一四
・西山茂夫：掻痒を考える　クリニシアン、三九四号、一九九〇

・遠山正彌：掻痒　フィジシアン・セラピー・マニュアル、九巻七(五)、一九九八
・山本達雄：老人性乾皮症による掻痒　モダンメディシン、一九八七、一一月号
・西山茂夫、上田宏、山本達雄、青木敏之：掻痒を伴う皮膚病の治療　メディコ、一九巻八号、一九八八

第十二章　ヘルス・リテラシー

・倉澤隆平：症状から診る多彩な亜鉛欠乏症の診断と治療――味覚障害、食欲不振、舌痛症および褥瘡はじめ多彩な皮膚症状・疾患を中心に　日本医事新報、四八五六号、二〇一七
・寺澤佳洋：めまいと耳鳴りのピットフォール　メディカル朝日、二〇一六年六月号
・清水俊彦：頭痛、めまい、耳鳴りは天才の証!?――日本発の新病名〝脳過敏症候群〟を提唱した経緯について　學士會会報、八九三号、二〇一二
・堀田新：高齢者のめまい　臨牀と研究、九五巻七号、二〇一八
・渡辺大輔：帯状疱疹の診断と治療　メディカル朝日、二〇一四年五月号
・本田まりこ：帯状疱疹　メディカル・トリビューン、二〇一二年一二月二七日号
・笹野高嗣：Umamiによる味覚障害・ドライマウス治療　月刊保団連、一二九三号、二〇一九
・升谷耕介：高齢者に多い水・電解質異常とその管理　臨牀と研究、九五巻八号、二〇一八
・丸岡響、平野照之：脳梗塞　臨牀と研究、九六巻七号、二〇一九
・坂田俊文：耳鳴とうつ病　デプレッション・ジャーナル、四巻二号、二〇一六

・鈴木則宏：慢性頭痛の診療　メディカル・トリビューン、二〇一一年九月号
・かじやますみこ：「立つ、歩く、坐る」　ビッグイッシュー、三四九号、二〇一八

第十三章　入浴とふさわしい住まいの工夫

・中川寛子：空き家問題の現場から　月刊保団連、一二七〇号、二〇一八
・Kluger, J.: Americans of all ages are coming together in 'intentional communities.' TIME November 27, 2017
・秋山弘子：長寿時代におけるセカンドライフの設計　學士會会報、九二九号、二〇一八

第十四章　人とのつながりは命綱

・三山吉夫：後期高齢者の認知症の病態について――高齢者の〝なりゆき認知症〟の提案　九州神経精神医学、六二巻一号、二〇一六
・辻川覚志：老後はひとり暮らしが幸せ――自由に気ままに、最後まで。　水曜社、二〇一三
・辻川覚志：続 老後はひとり暮らしが幸せ　水曜社、二〇一六
・辻川覚志：ふたり老後もこれで幸せ――ふたりでひとつの暮らしです。　水曜社、二〇一四

第十五章　認知症になっても生きつくそう

・下濱俊：私の診療経験から　アルツハイマー型認知症治療の現状と展望　臨牀と研究、九五巻六号、

二〇一八
・柳澤勝彦：認知症最新研究——治療法と予防戦略　學士會会報、九二〇号、二〇一六
・Smith, A. K. et al.: Elder self-neglect—How can a physician help? N. Engl. J. Med, 369 (26), 2013.
・平田直子、池田典昭：認知症患者と運転免許　臨牀と研究、九五巻三号、二〇一八
・三浦佳世：感性という統合判断から知覚・認知を研究する　學士會会報、八九七号、二〇一二
・Park, A.: Alzheimer's from a new angle. TIME. February 11, 2016.

おわりに——人生百歳時代に向けて

・大内尉義：新しい高齢者の定義に関する提言とその意義　學士會会報、九二八号、二〇一八
・野村陽平、森山成彬：バンクーバー、ブリティッシュ・コロンビア大学（UBC）のJ. A. WADA先生を訪ねて　九州神経精神医学、五五巻二号、二〇〇九
・Wada, J. A.: Memorabilia from seventy years ago. Carotid cavernous fistulous aneurysm. 北海道大学医学部精神医学教室同門会誌、二〇一九
・Wada, J. A.: Mapping structure to function. Santiago Ramón Y Cajal. The human brain's cartographer. 北海道大学医学部精神医学教室同門会誌、二〇一九

帚木蓬生　ははきぎ・ほうせい
1947年、福岡県生まれ。作家・精神科医。東京大学文学部、九州大学医学部卒業。1979～80年フランス政府給費留学生として、マルセイユ・聖マルグリット病院神経精神科、80～81年パリ病院外国人レジデントとしてサンタンヌ病院精神科で研修。その後、北九州市八幡厚生病院を経て、現在、福岡県中間市で通谷メンタルクリニックを開業。多くの文学賞受賞に輝く小説家として知られる。主な著書に『閉鎖病棟』（山本周五郎賞）『逃亡』（柴田錬三郎賞）『水神』（新田次郎文学賞）『ソルハ』（小学館児童出版文化賞）『やめられない――ギャンブル地獄からの生還』『蠅の帝国――軍医たちの黙示録』『蛍の航跡――軍医たちの黙示録』（この2作で、日本医療小説大賞）『生きる力　森田正馬の15の提言』『ネガティブ・ケイパビリティ　答えの出ない事態に耐える力』（この2作は朝日選書）ほか多数。

朝日新書
762

老活《ろうかつ》の愉《たの》しみ

心と身体を100歳まで活躍させる

2020年4月30日第1刷発行
2023年3月10日第4刷発行

著　者　帚木蓬生

発行者　三宮博信
カバーデザイン　アンスガー・フォルマー　田嶋佳子
印刷所　凸版印刷株式会社
発行所　朝日新聞出版
〒104-8011　東京都中央区築地5-3-2
電話　03-5541-8832（編集）
　　　03-5540-7793（販売）

Published in Japan by Asahi Shimbun Publications Inc.
ISBN 978-4-02-295067-3
定価はカバーに表示してあります。

落丁・乱丁の場合は弊社業務部(電話03-5540-7800)へご連絡ください。
送料弊社負担にてお取り替えいたします。

早慶MARCHに入れる中学・高校
親が知らない受験の新常識

矢野耕平
武川晋也

中・高受験は激変に次ぐ激変。高校受験を廃止する有力中高一貫校が相次ぎ、各校の実力と傾向も5年前と一変。大学総難化時代、「なんとか名門大学」に行ける中学高校を、受験指導のエキスパートが教えます！トクな学校、ラクなルート、リスクのない選択を。

第二の地球が見つかる日
―太陽系外惑星への挑戦―

渡部潤一

岩石惑星K2‐18b、ハビタブル・ゾーンに入る3つの惑星を持つ、恒星トラピスト1など、次々と発見されつつある、第二の地球候補。天文学の最先端情報をもとにして、今、最も注目を集める赤色矮星の研究を中心に、宇宙の広がりを分かりやすく解説。

俳句は入門できる

長嶋 有

なぜ、俳句は大のオトナを変えるのか!?「いつからでも入門できる」「俳句は打球、句会が野球」「この世に傍点をふるようによむ」――俳句でしかたどりつけない人生の深淵を見に行こう。芥川賞&大江賞作家で俳人の著者が放つ、スリリングな入門書。

タカラヅカの謎
300万人を魅了する歌劇団の真実

森下信雄

PRもしないのに連日満員、いまや観客動員が年間300万人を超えた宝塚歌劇団。必勝のビジネスモデルとは何か。なぜ「男役」スターを女性ファンが支えるのか。ファンクラブの実態は？ 歌劇団の元総支配人が五つの謎を解き隆盛の真実に迫る。

安倍晋三と社会主義
アベノミクスは日本に何をもたらしたか

鯨岡 仁

異次元の金融緩和、賃上げ要請、コンビニの二四時間営業まで、民間に介入する安倍政権の経済政策は「社会主義」的だ。その経済思想を、満州国の計画経済を主導し、社会主義者と親交があった岸信介からの歴史文脈で読み解き、安倍以後の日本経済の未来を予測する。

資産寿命
人生100年時代の「お金の長寿術」

大江英樹

年金不安に負けない、資産を〝長生き〟させる方法を伝授。老後のお金は、まずは現状診断・収支把握・寿命予測をおこない、その上で、自分に合った延命法を実践することが大切。証券マンとして40年近く勤めた著者が、豊富な実例を交えて解説する。

かんぽ崩壊

朝日新聞経済部

朝日新聞で話題沸騰！「かんぽ生命 不適切販売」の一連の報道を書籍化。高齢客をゆるキャラ呼ばわり、偽造、恫喝……驚愕の販売手法はなぜ蔓延したのか。過剰なノルマ、自爆営業に押しつぶされる郵便局員の実態に迫り、崩壊寸前の「郵政」の今に切り込む。

ゆかいな珍名踏切

今尾恵介

踏切には名前がある。それも実に適当に名づけられている。「畑道踏切」と安易なヤツもあれば「勝負踏切」「天皇様踏切」「パーマ踏切」「爆発踏切」などの謎めいたモノも。踏切の名称に惹かれて何十年の、「踏切名称マニア」が現地を訪れ、その由来を解き明かす。

朝日新書

一行でわかる名著
齋藤　孝

一行「でも」わかるのではない。一行「だから」わかる。『百年の孤独』『悲しき熱帯』『カラマーゾフの兄弟』『老子』――どんな大作も、神が宿る核心的な「一行」をおさえればぐっと理解は楽になる。魂への響き方が違う。究極の読書案内&知的鍛錬術。

日本中世への招待
呉座勇一

中世は決して戦ばかりではない。庶民や貴族、武士の結婚や離婚、病気や葬儀に遺産相続、教育は、中世の日本でどのように行われてきたのか？　その他、年始の挨拶やお中元、引っ越しから旅行まで、中世日本人の生活や習慣を詳細に読み解く。

簡易生活のすすめ
明治にストレスフリーな最高の生き方があった！
山下泰平

明治時代に、究極のシンプルライフがあった！　簡易生活とは、根性論や精神論などの旧来の習慣を打破し効率的な生活を送ろうというもの。無駄な付き合いや虚飾が排除され、個人の能力は最大限に発揮される。おかしくて役に立つ教養的自己啓発書。

スマホ依存から脳を守る
中山秀紀

スマホが依存物であることを知っていますか？　大人も子どもも知らないうちにつきあい、知らないうちに依存症に罹るのがこの病の恐ろしさ。国立病院機構久里浜医療センター精神科医が警告する、ゲーム障害を中心にしたスマホ依存症の正体。

決定版・受験は母親が9割
佐藤ママ流の新入試対策
佐藤亮子

共通テストをめぐる混乱など変化する大学入試にこそ「佐藤ママ」メソッドが利く！　読解力向上の秘訣など新時代を勝ち抜くカギを、4人の子ども全員が東大理Ⅲ合格の佐藤ママが教えます。ベストセラー『受験は母親が9割』を大幅増補。

ひとりメシ超入門
東海林さだお

ラーメンも炒飯も「段取り」あってこそうまい。ショージさんが半世紀以上の研究から編み出した「ひとりメシ十則」を初公開！　ひとりメシを楽しめれば、人生充実は間違いなし。『ひとりメシの極意』に続く第2弾。南伸坊さんとの対談も収録。

閉ざされた扉をこじ開ける
排除と貧困に抗うソーシャルアクション
稲葉 剛

25年にわたり、3000人以上のホームレスの生活保護申請に立ち合うなど貧困問題に取り組む著者は、住宅確保ができずに路上生活から死に至る例を数限りなく見てきた。支援・相談の現場経験から、2020以後の不寛容社会・日本に警鐘を鳴らす。

患者になった名医たちの選択
塚﨑朝子

がん、脳卒中からアルコール依存症まで、重い病気にかかった名医たちが選んだ「病気との向き合い方」。名医たちの闘病法に必ず読者が「これだ！」と思う療養のヒントがある。帚木蓬生氏（精神科）や『空腹』こそ最強のクスリ』の青木厚氏も登場。

自衛隊メンタル教官が教える
50代から心を整える技術
下園壮太

老後の最大の資産は「お金」より「メンタル」。気力、体力、脳力が衰えるなか、「定年」によって社会での役割も減少します。「柔軟な心」で環境の変化と自身の老化と向き合い、新たな生き方を見つける方法を実践的にやさしく教えます。

江戸とアバター
私たちの内なるダイバーシティ
池上英子
田中優子

武士も町人も一緒になって遊んでいた江戸文化。それはダイバーシティ（多様性）そのもので、一人が何役も「アバター」を演じる落語にその姿を見る。今アメリカで議論される「パブリック圏」をひいて、日本人が本来持つしなやかな生き方をさぐる。

不安定化する世界
何が終わり、何が変わったのか
藤原帰一

核廃絶の道が遠ざかり「新冷戦」の兆しに包まれた不穏な世界。民主主義と資本主義の矛盾が噴出する国際情勢をどう読み解けばいいのか。米中貿易摩擦、香港問題、中台関係、IS拡散、反・移民難民、ポピュリズムの世界的潮流などを分析。

モチベーション下げマンとの戦い方
西野一輝

細かいミスを執拗に指摘してくる人、嫉妬で無駄に攻撃してくる人、意欲が低い人……。こんな「モチベーション下げマン」が紛れ込んでいるだけで、情熱は大きく削がれてしまう。再びやる気を取り戻し、最後まで目的を達成させる方法を伝授。